DES

ANAPLASTIES SECONDAIRES

CURE EN DEUX TEMPS

(Exérèse — Anaplastie)

DE

CERTAINES TUMEURS DE LA FACE

PAR

Le Dr G. METAXAS-ZANI

Ancien interne des Hôpitaux de Paris
Aide d'anatomie à la Faculté de médecine
(Médaille de Bronze de l'Assistance publique)

PARIS

G. STEINHEIL, ÉDITEUR

2, RUE CASIMIR-DELAVIGNE, 2

1887

DES

ANAPLASTIES SECONDAIRES

CURE EN DEUX TEMPS

(Exérèse — Anaplastie)

DE

CERTAINES TUMEURS DE LA FACE

IMPRIMERIE LEMALE ET Cie, HAVRE

DES

ANAPLASTIES SECONDAIRES

CURE EN DEUX TEMPS

(Exérèse — Anaplastie)

DE

CERTAINES TUMEURS DE LA FACE

PAR

Le Dr G. METAXAS-ZANI

Ancien interne des Hôpitaux de Paris
Aide d'anatomie à la Faculté de médecine
(Médaille de Bronze de l'Assistance publique)

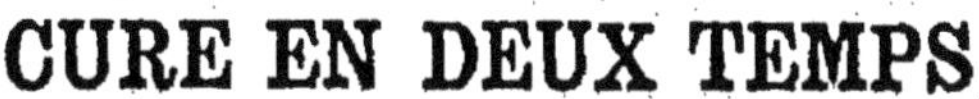

PARIS

G. STEINHEIL, ÉDITEUR

2, RUE CASIMIR-DELAVIGNE, 2

1887

A M. LE PROFESSEUR VERNEUIL

Témoignage de ma profonde gratitude.

DES

ANAPLASTIES SECONDAIRES

CURE EN DEUX TEMPS

(Exérèse — Anaplastie)

DE

CERTAINES TUMEURS DE LA FACE

INTRODUCTION

Parmi les sujets de médecine opératoire un de ceux qui ont le plus exercé la sagacité des chirurgiens est, sans conteste, celui de l'ablation des tumeurs de la face.

Pour atteindre une tumeur plus ou moins profonde, siégeant dans une des nombreuses cavités de cette région, un polype naso-pharyngien, par exemple, le chirurgien doit souvent chercher, si la voie naturelle est insuffisante, à rendre la tumeur accessible en pratiquant une *opération préliminaire*, quelquefois difficile et compliquée, quitte à restaurer tôt ou tard les dégâts auxquels il aurait été astreint pour mener à bonne fin son opération.

D'un autre côté, l'ablation d'une tumeur superficielle

de la face, d'un épithélioma des lèvres, des paupières, etc. peut laisser une perte de substance, créer une véritable difformité qui, détruisant la régularité des traits, l'harmonie du visage, peut, en même temps, compromettre le fonctionnement régulier des organes atteints et troubler ainsi les fonctions nombreuses et importantes auxquelles ils sont préposés. La chirurgie réparatrice cherchant à guider, à aider les efforts réparateurs de la nature, d'une manière peut-être un peu trop précipitée quelquefois, et même intempestive, la chirurgie réparatrice, dis-je, a fait d'assez grands progrès, pour qu'on n'abandonne plus indéfiniment à leur sort, comme on le faisait naguère, les malades auxquels on vient d'enlever une grande partie des lèvres, des paupières ou d'une partie quelconque de la face. Par des opérations anaplastiques variées, souvent délicates et difficiles, on tâche de rendre à ces organes, dans la mesure du possible, leur configuration normale, leur rôle physiologique.

Opérations préliminaires réglées d'une part, *opérations anaplastiques,* soumises elles-mêmes à certaines règles générales, mais pour le succès desquelles l'habileté individuelle du chirurgien joue un très grand rôle, d'autre part, telles sont entre autres, les questions qu'il faut prendre en considération dans l'étude de l'ablation des tumeurs de la face qui représente, suivant un mot de Chassaignac, une mine opératoire très féconde dans un espace très circonscrit.

La division des opérations multiples commandées par certaines lésions en *opérations préliminaires, opérations fondamentales et opérations complémentaires,* appliquée d'abord à l'ablation des polypes naso-pharyngiens (1) a été envisagée d'une manière d'ensemble par notre excellent maître M. Kirmisson qui étudia, dans sa thèse inaugurale, les *opérations préliminaires* (2).

Notre cher et excellent maître, M. le professeur Verneuil, l'a développée dans plusieurs de ses écrits, et c'est dans la lecture de ses travaux, et en particulier dans son remarquable rapport sur les polypes naso-pharyngiens inséré dans les Bulletins de la Société de chirurgie (3) que nous avons puisé les idées que nous transcrivons ici.

Par *l'opération préliminaire* en se créant une voie large jusqu'à la tumeur, on rend *l'opération fondamentale* plus simple, plus sûre et moins périlleuse. Telle est la résection palatine combinée à la section du voile du palais, suivant le procédé de Nélaton, ou la section longitudinale de l'auvent nasal, suivant le procédé employé par M. Verneuil, dans la cure de certains polypes naso-pharyngiens.

L'opération fondamentale ou essentielle a pour but l'ablation, la destruction du néoplasme, par les divers

---

(1) BOTREL. *D'une opér. nouv. dirigée contre les pol. naso-pharyng.* Th. de Paris, 1850, et GOSSELIN, *Trait. chir. des pol. des fosses nasales et du pharynx.* Th. de concours, Paris, 1850.

(2) KIRMISSON. *Des opér. préliminaires en général.* Th. de Paris, 1879. Voir aussi deux autres thèses inspirées également par M. VERNEUIL, celle de CARMAS, *Des opér. prélimin. destinées à faciliter l'extirp. des tumeurs de la langue et du plancher de la bouche.* Th. de Paris, 1866, et celle de RAYMOND, *Étude sur l'extirp. des tumeurs.* Th. de Paris, 1870.

(3) *Bull. et mém. de la Soc. de chir. de Paris.* Année 1860. 2e série, t. I, p. 144 et suiv. Voir aussi VERNEUIL, *Gaz. hebdom.*, 1859, p. 612.

moyens d'exérèse sanglante ou non sanglante. Elle peut être, suivant les cas, *extemporanée* ou *lente*, exécutée en une ou en plusieurs séances. Quant à l'*opération complémentaire*, c'est une *opération anaplastique* destinée à faire disparaître les traces de l'opération *préliminaire*, quand il y en a eu, ou bien à combler, par une simple suture ou par l'emprunt d'un lambeau (autoplastie) la perte de substance produite par l'ablation d'une tumeur intéressant les téguments de la face.

En discutant ces divers actes opératoires, préliminaires, fondamentaux ou complémentaires dans la cure des polypes naso-pharyngiens, M. Verneuil disait (1) : « On peut successivement les pratiquer toutes les trois, mais on peut aussi s'arrêter en route et n'en pratiquer qu'une ou deux à la fois à la condition de les faire succéder rapidement. Après l'opération préliminaire on attendra le lendemain pour attaquer les polypes. S'il s'écoule beaucoup de sang, s'il survient une syncope, etc... on remettra aux jours suivants l'opération complémentaire, etc. ». Comme Nélaton, il insiste sur la nécessité de guetter la récidive et pour cela « de laisser béante la voie artificielle tracée par les opérations préliminaires, tout le temps nécessaire pour détruire les racines des polypes et ne pas se hâter de pratiquer l'opération réparatrice complémentaire (2).

C'est sur ce dernier point, sur les avantages de remettre à une date plus ou moins éloignée l'opération anaplastique complémentaire, nécessitée par l'ablation des tumeurs

<hr>

(1) *Loco cit.*
(2) Verneuil. *Gaz. Hebd.* 1859.

de la face, que notre maître a bien voulu attirer notre
attention en nous faisant remarquer que, pour des considérations diverses, que nous aurons à exposer, on pourrait l'appliquer dans un grand nombre de cas, non pas
seulement dans le traitement des polypes naso-pharyngiens ou d'autres tumeurs profondes siégeant dans les
cavités faciales, mais encore dans celui des tumeurs
superficielles dont l'ablation nécessite une opération anaplastique complémentaire tant soit peu compliquée.

Plus d'une fois, lorsque nous avions l'honneur d'être
son interne, il nous montra, soit au lit des malades, soit
dans ses cliniques, combien il est préférable, lorsqu'on a
à réparer une perte de substance, résultant de l'ablation
de certaines tumeurs de la face, de confier d'abord les
soins d'une première restauration à la nature, « qui
s'acquitte toujours fort bien de cette tâche et qui, si elle
n'arrive pas à la perfection, s'en approche souvent de bien
près ». L'opération anaplastique complémentaire faite
tardivement peut ainsi devenir plus facile.

D'un autre côté « comme on n'est jamais sûr, quelque
précaution que l'on prenne, d'enlever la totalité du mal,
la seule manière d'en être certain est d'attendre la guérison complète de la plaie opératoire, d'avoir sous les yeux
la cicatrice, de détruire les points suspects, s'il s'en présente, par des interventions successives, par des cautérisations, et ne pas se hâter de couvrir d'un voile un point
qui a besoin d'être surveillé, en pratiquant immédiatement
la restauration anaplastique de la plaie » (1).

(1) *Semaine médicale*. 1882, n° 30. Clin. de M. le prof. VERNEUIL.

Ces idées admises par les chirurgiens pour certaines tumeurs de la face, et en particulier pour les polypes naso-pharyngiens, n'ont guère été défendues que par quelques-uns d'entre eux, qui préfèrent la sécurité pour l'avenir et les facilités que peut offrir une *restauration anaplastique tardive*, à un résultat immédiat satisfaisant. D'après M. Verneuil, elles peuvent être appliquées à la plupart des tumeurs de la face, quel que soit leur siège.

Que notre cher maître, M. le professeur Verneuil, qui nous a donné l'idée de ce travail, veuille bien l'accueillir avec indulgence et agréer l'expression de notre profonde gratitude. Ce sont ses travaux et son enseignement qui nous ont permis de le mener à bonne fin, ce sont ses idées que nous y avons développées.

Nous prions notre ami le Dr F. Verchère de vouloir bien agréer nos sincères remerciements pour le concours bienveillant qu'il nous a prêté.

CHAPITRE PREMIER

DÉFINITION DU SUJET

§ 1. — Pour pouvoir mieux définir notre sujet et préciser le sens de certains termes que nous employons, nous croyons utile d'entrer d'abord dans quelques développements sur l'*anaplastie* considérée d'une manière générale.

D'après la définition adoptée par M. Verneuil (1) et généralement admise, *l'anaplastie chirurgicale*, synonyme de *chirurgie réparatrice* (Roux) « *est l'art d'effacer, de pallier ou de masquer les difformités congénitales ou accidentelles, quels qu'en soient le siège, la forme, l'espèce ou les causes.* » Le mot *anaplastie* (ἀναπλασις d'Hippocrate, de ἀναπλάσσειν, refaire) doit être employé comme terme générique pour désigner l'art de remédier aux difformités.

C'est à tort que quelques chirurgiens confondent le mot *anaplastie* avec le mot *autoplastie*, terme spécifique pour ainsi dire et dont la signification est bien plus restreinte.

(1) Nous reproduisons en les résumant et en les adaptant à notre sujet les définitions et les classifications données par M. VERNEUIL dans les articles *anaplastie* et *autoplastie*, du Dict. ency. des sciences méd., auxquels nous avons fait de larges emprunts.

D'après la classification adoptée par M. Verneuil, aux cinq groupes de difformités, on peut opposer cinq espèces de restaurations ou anaplasties.

En effet, on peut faire de l'*anaplastie* par *synthèse* ou réunion des parties séparées ; exemple la réunion de la lèvre après l'ablation du petit cancroïde par l'incision en V.

La réunion immédiate d'une plaie récente est donc de l'anaplastie, si elle est faite pour *prévenir* ou pour *réparer une difformité*. On peut faire de l'*anaplastie* par *diérèse* ou séparation des parties réunies, par *exérèse* ou ablation des parties superflues, par *anataxie* ou replacement en leur lieu normal des parties déplacées et enfin par *prothèse* en apportant des parties nouvelles pour combler une perte de substance, pour réparer une difformité par défaut de substance.

On peut emprunter ces parties nouvelles au malade lui-même et alors on fait de l'*autoplastie* qui n'est que de l'*anaplastie par prothèse*, véritable prothèse vivante, comme l'a dit Blandin ; exemple la réparation de la perte de substance, résultant de l'ablation d'un épithélioma de la face à l'aide d'un lambeau.

L'*autoplastie* (de αὐτός πλάσσειν, formation aux dépens de soi-même) est donc « la réparation d'un organe dont la forme est altérée à l'aide d'un emprunt tiré du sujet lui-même, et fait aux dépens des parties saines voisines ou éloignées du point lésé » (Verneuil). C'est une opération anaplastique complémentaire sanglante dans laquelle l'emprunt se fait à l'aide d'incisions, de décollements, de formations de lambeaux.

On fait de l'*hétéroplastie* quand l'emprunt est fait sur un autre sujet et de la *prothèse mécanique* quand la perte de substance est réparée à l'aide d'une pièce artificielle.

On fait une véritable *greffe autoplastique* ou *hétéroplastique* quand le lambeau, emprunté au sujet lui-même ou sur un individu différent est détaché complètement pour être ensuite appliqué sur la perte de substance : exemple la blépharoplastie d'après le procédé Lefort-Wolff. De ces faits nous pouvons rapprocher ceux de la réapplication des parties complètement détachées du corps, du nez par exemple (Garengeot, etc.)

Enfin la *greffe zooplastique* (Armaignac) fait ses emprunts sur les animaux (1).

L'*anaplastie* en général et *l'autoplastie* en particulier peuvent être *naturelles ou spontanées* et *artificielles* ou *chirurgicales* (Verneuil). Une simple diérèse de la lèvre ou de la joue, se réunit spontanément ; c'est de l'*anaplastie* naturelle, par *synthèse*. Une perte de substance récente de la face est comblée par les seules forces de la cicatrisation et de la rétraction inodulaire, c'est de l'*anaplastie naturelle* par *prothèse* ou *autoplastie naturelle*.

(1) Consultez, pour la question des greffes animales :

Armaignac. *De la greffe animale et de ses applications à la chirurgie.* Th. de Paris, 1876.

G. Martin. *De la durée de la vitalité des tissus dans les transplantations cutanées.* Th. de Paris, 1873.

Monod. *Bull. de la Société de chir.* 1881, p. 647.

L'anaplastie naturelle ne peut réparer que les plaies relativement récentes et prévenir certaines difformités. *L'anaplastie chirurgicale* seule peut être curative et remédier aux difformités définitivement constituées. Elle est aussi préventive (ou immédiate) quand elle est faite immédiatement après l'ablation d'une tumeur par exemple, dans le but de prévenir une difformité. Une anaplastie immédiate quant au temps est préventive quant au but.

Les ressources de l'anaplastie chirurgicale ou anaplastie proprement dite sont variées ; ce sont divers moyens chirurgicaux, sutures, opérations sanglantes, prothèse artificielle, etc.

Si nous considérons particulièrement l'autoplastie, on sait que les diverses manœuvres opératoires qu'elle emploie se rapportent à trois méthodes.

a) *La méthode indienne* ou *par torsion* qui consiste à tailler au voisinage de la partie que l'on veut réparer un lambeau de peau, que l'on déplace en faisant subir à son pédicule une torsion plus ou moins marquée et que l'on applique sur la partie à recouvrir et à reformer.

Nous rappellerons que la transplantation complète de lambeaux autoplastiques ou hétéroplastiques, sans pédicules, ainsi que la réapplication des parties complètement détachées du corps (*greffe par restitution*, Armaignac) ont été également pratiquées par les Indiens.

b) *La méthode de Celse*, méthode ancienne ou française. Elle répare les pertes de substance par des procédés

divers : dissections, décollements et incisions libératrices
pour permettre l'allongement des téguments, le glissement, le déplacement ou *l'inclinaison* des lambeaux, etc.
Ce dernier procédé rapproche cette méthode de la pré-
cédente.

c) *La méthode italienne.* — Elle consiste à restaurer les
pertes de substance à l'aide de lambeaux pris dans des
régions éloignées (au bras pour la rhinoplastie par exemple) et dont on sectionne le pédicule après un temps plus
ou moins long.

Les ressources que mettent à profit *l'anaplastie* et
particulièrement *l'autoplastie naturelles* sont : 1° *la régénération sur place* ; 2° *l'emprunt fait au voisinage* (Verneuil). La régénération sur place peut être *homologue* ;
un tissu détruit est remplacé par un tissu semblable. Cette propriété existe chez l'homme, mais elle est
bien rudimentaire comparativement à ce qu'on observe
chez quelques animaux inférieurs (polypes d'eau douce),
chez lesquels des parties entières du corps peuvent être
reproduites. Du reste nous touchons là à une question
d'histogénie, intéressante au plus haut degré, mais qui
ne rentre point dans notre sujet. La régénération, dans
les cas qui nous intéressent, est *hétérologue* ou par
tissu cicatriciel. Les parties enlevées dans une plaie opératoire de la face, par exemple, sont remplacées par du
tissu conjonctif de nouvelle formation, embryonnaire
d'abord (bourgeons charnus), et qui s'organise dans la
suite en passant par les diverses phases de son développement (tissu de cicatrice).

Or, on sait, depuis les remarquables travaux de Delpech, que le tissu cicatriciel est le siège d'une propriété toute particulière, d'une rétraction lente et continue, qu'on désigne sous le nom de *rétraction inodulaire* et que Robin attribuait à la résorption de la substance amorphe qui se trouve entre les fibres lamineuses de ce tissu. Les fibres se rapprochant ainsi de plus en plus, la cicatrice diminue d'étendue et de souplesse, elle devient inextensible. Si la rétraction inodulaire était illimitée, le tissu cicatriciel ne contribuerait pas beaucoup à combler des pertes de substance. Mais contrairement à ce que croyait Delpech, nous savons aujourd'hui que la rétraction de l'*inodule* est épuisée à un moment donné et la cicatrice peut alors prendre la place des parties perdues. Des cicatrices de la face après s'être réduites d'étendue finissent par persister et former une surface lisse et régulière. C'est ce qu'on observe au front par exemple où la force attractive de la cicatrice est neutralisée par la résistance des téguments voisins.

Mais la principale ressource de l'*autoplastie naturelle* est l'*emprunt fait au voisinage.* La *rétraction inodulaire* en effet, est la cause immédiate de ce phénomène remarquable, de l'attraction des parties molles voisines. A mesure que la cicatrice se rétracte et se réduit, elle attire de la périphérie au centre les téguments voisins qui viennent, comme des *lambeaux d'emprunt*, prendre la place des parties enlevées et combler les pertes de substance. Il se produit dans ces cas une véritable *autoplastie naturelle.* C'est ainsi qu'on voit des pertes de substance considérables de la région scrotale être comblées par l'attraction des téguments voisins qui cèdent facilement, grâce à la laxité du tissu cellulaire sous-jacent.

Il en est de même de certaines parties de la face. Les parties molles voisines attirées viennent prendre la place de la lèvre inférieure enlevée tout entière pour des épithéliomas. Ces pertes de substance se comblent souvent d'une manière surprenante.

Il suffit de considérer ces faits pour comprendre comment une perte de substance très étendue, de la joue par exemple, peut se combler rapidement par l'attraction des parties voisines, et n'être représentée au bout de peu de temps relativement, que par une plaie d'une étendue insignifiante. Grâce à ce fait, la cicatrice qui persiste après la guérison complète est infiniment petite, quelquefois à peine visible, comparativement à l'énorme brèche post-opératoire, et cela sans aucune déformation secondaire du côté des paupières.

Dans quelques cas, au contraire, la rétraction inodulaire peut être funeste, elle peut déformer les organes voisins.

« En ce qui concerne le rétablissement de la forme, les propriétés organiques agissent aveuglément ; elles accomplissent brutalement leur tâche sans conscience du résultat définitif. Chemin faisant, elles se laissent influencer par une foule de circonstances accessoires. Il faut observer et reconnaître ces dernières pour les détruire, ou les utiliser suivant le but à atteindre » (Verneuil, *loc. cit*).

C'est au chirurgien de surveiller la nature ; c'est à lui de l'aider, de la corriger, de lutter contre elle quelquefois, par divers moyens chirurgicaux.

Si la nature est quelquefois *inintelligente*, dit M. Verneu.., elle peut aussi être *impuissante*. Les plaies peuvent n'être qu'imparfaitement réparées, les pertes de substance incomplètement comblées. C'est alors que le chirurgien peut intervenir et pratiquer une *anaplastie* définitivement *curative*, qui est en même temps *secondaire* et *tardive*.

§ 2. — Ces quelques faits généraux étant établis, nous pouvons nous résumer de la manière suivante :

Presque tous les chirurgiens sont d'accord pour restaurer par une *autoplastie immédiate* les pertes de substance résultant de l'ablation des tumeurs de la face, et fermer par la réunion les plaies cavitaires, résultant des opérations préliminaires faites pour enlever les tumeurs profondes.

Beaucoup d'entre eux cependant, partisans de la cure lente dans le traitement des polypes naso-pharyngiens, admettent, dans ce cas, l'utilité des *restaurations tardives* des brèches ouvertes par les voies préliminaires, dans le but de détruire lentement le polype et de surveiller sa récidive.

Cette manière de faire peut être appliquée à un grand nombre d'autres tumeurs *superficielles* et *profondes* de la face.

Après l'ablation d'une de ces tumeurs, on peut, au lieu de se substituer pour ainsi dire à la nature et de réparer immédiatement les désordres, laisser à l'*anaplastie naturelle* le soin d'une première restauration, et quand elle s'est montrée impuissante à combler les pertes de substance, venir à son aide et pratiquer une *anaplastie secondaire et tardive*.

La cure en deux temps de certaines tumeurs de la face consiste donc à faire, dans une séance, l'exérèse du néoplasme superficiel ou profond, et à laisser la plaie béante dans le but:

1° De profiter des ressources de la cicatrisation spontanée, quand il s'agit d'une perte de substance plus ou moins étendue ;

2° De surveiller la récidive et de l'attaquer dès son apparition ;

3° Dans le but aussi d'obtenir une antisepsie rigoureuse dans certains cas (plaies cavitaires).

On pratique enfin dans une séance ultérieure une *anaplastie secondaire et tardive* pour compléter l'œuvre de la réparation spontanée quand celle-ci a été impuissante à réparer complètement les désordres.

L'exérèse du néoplasme est quelquefois faite en plusieurs séances ; nous pouvons citer comme exemple la destruction lente des polypes naso-pharyngiens qui n'est possible que grâce à ce fait qu'on ne ferme pas immédiatement la voie ouverte par l'opération préliminaire.

La restauration ou *anaplastie tardive* peut aussi, et elle doit même, dans quelques cas, être faite en plusieurs temps.

Le principe des opérations anaplastiques en plusieurs temps, qu'elles soient *tardives* ou *immédiates*, est du reste généralement admis. Dieffenbach, partisan des grands lambeaux dans les autoplasties en général et dans la rhinoplastie en particulier, confectionnait d'abord un grand nez plus ou moins informe, qu'il modelait dans la suite à l'aide de petites opérations anaplastiques successives. L'autoplaste (*finctor ex carne*) faisait œuvre de sculpteur (*finctor ex marmore*).

Roux agissait de même quand il appliquait son procédé d'autoplastie par migration successive des lambeaux. On cite souvent le cas d'une malade sur laquelle il fit sept opérations autoplastiques successives pour combler une perte de substance de la face. Ce même principe a été mis en pratique par M. Duplay dans la cure de l'hypospadias et de l'exstrophie vésicale. A côté des faits précédents, nous pourrions également citer la cure en deux temps des fistules vésico-vaginales, suivant le procédé de M. Verneuil, etc.

On voit donc, d'après ce que nous venons de dire, que chacun des deux temps, *exérèse* et *anaplastie*, peut être lui-même décomposé pour ainsi dire ou plutôt accompli en plusieurs séances.

CHAPITRE II

HISTORIQUE

§ 1. — C'est dans l'histoire de l'autoplastie et celle de la réunion immédiate que nous devons chercher quelques indications historiques sur la restauration des plaies résultant de l'ablation des tumeurs de la face (1).

L'art de réparer les difformités remonte à l'antiquité la plus reculée, et, comme parmi les différentes parties du visage, celle qui en détermine, pour ainsi dire plus particulièrement le caractère est le nez, c'est la rhinoplastie qui a d'abord captivé l'attention des chirurgiens ou plutôt des empiriques.

Les prêtres indous et la caste des Koomas (ou potiers), empêchés par la loi de réappliquer le nez qu'on venait de trancher, en refaisaient un autre à ceux qui venaient de subir le châtiment bizarre de l'amputation de cet

(1) JOBERT DE LAMBALLE. *Traité de chir. plastique*, 1849, t. I.

SERRE (de Montpellier). *De la réunion immédiate*, 1830, et *Traité de l'art de restaurer les difformités de la face, etc.*, 1842.

BLANDIN. Th. de concours, Paris, 1836. — RIGAUD. Th. de concours, Strasbourg, 1841.

VERNEUIL. *Mém. de chirurgie*, t. I, p. 171.

BOUSQUET. *Arch. gén. de médecine*, 1882, t. IX, p. 408, etc.

organe en empruntant un lambeau à la région frontale. C'est là l'origine de la *méthode indienne.*

Dans d'autres cas ils restauraient le nez en faisant la transplantation complète sans pédicule (greffe) d'un lambeau de peau pris dans une région éloignée, sur la fesse par exemple (suivant des récits authentiques de Dutrochet et des médecins anglais) du même individu, ou d'un individu différent. Cette *greffe autoplastique* ou *hétéroplastique* a été quelquefois appliquée de nos jours (procédé de Lefort-Wolf) à la restauration des paupières et, dans certains cas, pour réparer des pertes de substances résultant de l'ablation des cancroïdes de ces organes.

Quant à la réunion immédiate considérée d'une manière générale, personne n'en peut être regardé comme l'inventeur.

Les anciens (Hippocrate, Celse, Galien et plus tard Guy de Chauliac, 1338, etc.), qui faisaient la réunion des plaies accidentelles, ne paraissent pas l'avoir mise en pratique pour les plaies résultant de l'ablation des tumeurs, ni après les amputations.

« L'honneur de la solution du problème eut appartenu aux anciens, si constatant l'identité des plaies produites par les agents extérieurs avec celles qui résultent des opérations, ils avaient appliqué à ces dernières le même mode de traitement » (Serre).

Hippocrate (1) dans le passage qui lui fait attribuer l'idée du principe des opérations préliminaires, parlant du traitement des polypes du nez, conseille de fendre la

____

(1) Hippocrate. Traduc. de Littré, 1851, t. VIII, liv. II, p. 53.

narine avec le bistouri, arracher le polype, cautériser puis recoudre immédiatement les parties divisées.

C'est dans les ouvrages de Celse (1) qu'on trouve les premiers documents écrits sur l'autoplastie. Il a appliqué la méthode qui porte son nom (dissections, incisions libératrices, etc.) à la restauration des pertes de substance, des mutilations des lèvres, du nez, des oreilles et du prépuce. Son texte (le fameux chap. IX du livre VII) a donné lieu à de nombreuses discussions. D'après Zeiss, Celse aurait appliqué son procédé après l'ablation des dégénérescences de la lèvre inférieure. La dissection des lambeaux est plus nettement indiquée par lui dans l'autoplastie du prépuce; mais Galien, qui ne paraît rien avoir ajouté au procédé de Celse, l'indique nettement en parlant de la restauration des pertes de substance de la lèvre, de l'aile du nez et de l'oreille : « On les restaure aussi d'abord en disséquant de chaque côté la peau, puis en attirant et en rapprochant les bords des peaux et, après avoir enlevé la partie cicatrisée de chacune, en les saturant et en les agglutinant » (2).

La méthode de Celse, à laquelle Paul d'Egine, les Arabes et les Arabistes n'ont rien ajouté, oubliée pendant le moyen âge, a été exhumée par Franco (3) (1560), qui l'appliqua dans un cas, devenu célèbre, de génoplastie.

(1) CELSE. *De re medica*, traduct. de M. des Etangs.
(2) GALENI. Opera. *Editio Kühn. Methodusmedend*, t. X, liv. XVI, chap. XVI, p. 1002.
(3) FRANCO. *Traité des Hernies*, etc. Lyon, 1561.

Dans le XVe siècle, les Branca, empiriques siciliens, créèrent la méthode d'autoplastie, dite *méthode italienne*, blâmée par la plupart des chirurgiens et tombée vite dans l'oubli lorsque Gaspard Tagliacozzi (1), le célèbre nasifex de Bologne, la fit revivre vers la fin du XVIe siècle et publia un mémoire sur la transplantation de la peau du bras pour réparer les difformités du nez, des lèvres et de la face.

Les Branca auraient aussi appliqué à la face, avant Franco, la méthode de Celse (Malgaigne, Verneuil).

La méthode italienne rencontra peu de partisans, et pour la restauration du nez en particulier, A. Paré lui préférait la prothèse mécanique, « un nez par artifices, soit d'or ou d'argent, ou de papier, ou linges collés.... ».

Fabrice d'Aquapendente (1537-1619), restaurait le bec-de-lièvre et les lèvres tronquées par blessures par la méthode de Celse. Il ne parle pas de restauration de la lèvre après l'ablation des cancers. Il n'en est pas de même de Van Hoorne (1663) : « On peut être assuré que le chirurgien hollandais employait la réunion immédiate après l'extirpation des tumeurs de la lèvre, et qu'en cas de larges pertes de substance il se comportait exactement comme dans les cas de bec-de-lièvre avec écartement » (Verneuil).

(1) G. Tagliacozzi. *De curtorum chirurgia per incisionem*. Venetiis, 1597.

Ledran père (1656-1720), loin de réunir après l'ablation des cancers, conseillait d'établir des cautères sur la cicatrice pour faciliter la suppuration et prévenir ainsi la récidive. Ledran fils, qui cite aussi Manne comme suivant la même pratique, faisait la réunion après l'ablation des cancers du nez, des lèvres quand elle était possible, autrement, il laissait la plaie béante (1).

On ne pouvait guère songer à faire, d'une manière systématique, la réunion des plaies opératoires avant la grande découverte de la ligature des artères par A. Paré, (milieu du XVIe siècle), les moyens hémostatiques employés généralement jusqu'alors rendant cette manière de faire impossible.

La réunion immédiate appliquée d'abord aux plaies d'amputation (Lowdam d'Oxford et Young James, 1679; Alanson de Liverpool, 1779; Verduin d'Amsterdam, 1696; Garengeot, 1749), ne fut réellement généralisée qu'après les travaux de Hunter (2) (1728-1793). Mais déjà celui-ci, qui parle de la réunion après l'ablation des tumeurs, « payant son tribut aux erreurs de son siècle » croyait, qu'il était dangereux de suivre la méthode adhésive dans l'extirpation des tumeurs cancéreuses.

Dans le XVIIIe siècle, l'Académie royale de chirurgie ne se montra favorable, d'une manière générale, ni à la réunion immédiate ni à l'autoplastie.

Louis (1723-1793), pensait que dans l'amputation d'un

____

(1) LEDRAN. *Mém. sur le cancer.* Mém. de l'Acad. Royale de chir., t. III, 1755.

(2) J. HUNTER. *Traité du sang, de l'inflammation et des plaies par armes à feu,* trad. de Richelot.

cancer un peu considérable de la lèvre inférieure, on devait s'estimer heureux d'avoir pu enlever le mal en totalité, et qu'il n'était pas besoin de songer à la réparation du désordre.

Après avoir rencontré tour à tour des défenseurs (Sharp, Desault, Dubois, Percy, Delpech et l'Ecole de Montpellier, Langenbeck, etc.) ou des détracteurs (O'Halloran, Pelletan, Larrey, Dupuytren, etc.), la doctrine de la réunion immédiate des plaies opératoires se releva, de notre temps, plus forte que jamais, grâce aux perfectionnements apportés à l'art des pansements par A. Guérin et surtout par Lister, basés sur les idées de Maisonneuve sur l'infection des plaies et les doctrines pastoriennes sur les germes des milieux ambiants.

Plus que jamais, les chirurgiens répètent aujourd'hui avec John Bell : « La réunion immédiate a fait faire plus de progrès à la chirurgie, et surtout à l'art des opérations, qu'aucune découverte » (1).

C'est vers la fin du siècle dernier et au commencement du nôtre, que l'impulsion décisive fut donnée à l'autoplastie.

Vers la fin du XVIIIe siècle, Chopart et l'illustre Boyer remettaient en honneur la méthode ancienne; le premier, qu'on ne saurait trop citer, appliquait, dans un cas de cancer étendu des lèvres, son procédé de chéiloplastie devenu célèbre, et présentait ainsi la méthode de Celse sous une face toute nouvelle. Le second restaurait la lèvre par la même méthode, après l'excision des cancers

____

(1) J. BELL. *Traité des plaies*, trad. d'Estor.

de cet organe par l'incision en V. Ce que Franco, Chopart, Boyer, Larrey firent pour la méthode ancienne justifie bien le nom de méthode française sous lequel elle est aussi connue.

D'un autre côté, la méthode indienne, jusqu'alors inconnue fut importée en Angleterre par les médecins anglais et vulgarisée par Carpue (1816), dont le nom est attaché à cette période de l'autoplastie.

§ 2. — Depuis cette époque, l'autoplastie n'a cessé de faire de grands progrès (Delpech, Dupuytren, Larrey, Roux de St-Maximin, professeur Roux, Lisfranc, Gensoul, Blandin, Velpeau, Lallemand, Serre, Jobert, Asthley Cooper, Earle, C.-F. Graefe, Dieffenbach, etc., etc.); les trois méthodes furent tour à tour essayées, généralisées et appliquées souvent après l'ablation des cancroïdes de la face. On multiplia rapidement les procédés de chélioplastie, de rhinoplastie, de génoplastie, etc., afin d'obtenir des résultats plastiques immédiats de plus en plus beaux et de rendre autant que possible aux organes mutilés leur rôle physiologique. On a pu ainsi, restaurant les organes par l'autoplastie, éviter certaines pratiques employées par ceux qui voulaient quand même réunir après l'ablation des cancroïdes de la lèvre, par exemple. « J'ai même vu, dit Serre, dans des cas analogues, des chirurgiens justement célèbres, faire l'ablation d'une partie de l'os maxillaire inférieur, afin de pouvoir réunir les parties molles et d'empêcher la salive de couler continuellement sur le cou. »

D'un autre côté, ayant acquis une grande expérience

dans le déplacement des lambeaux, on en usait même dans des cas où la réunion de la plaie eut été suffisante et où la restauration spontanée eut donné un meilleur résultat.

Les revers ne manquèrent point pendant cette période de l'évolution de l'autoplastie. Un grand nombre étaient dus à ce qu'on traversait une phase de tâtonnements ; on essayait les trois méthodes ; la méthode tagliacosienne, dont le martyrologe se chargeait de plus en plus, finit par sombrer ; elle n'est que très rarement employée de nos jours. La méthode indienne l'est quelquefois ; quant à la méthode ancienne, c'est celle qui a donné les meilleurs résultats et est le plus communément employée.

Certains autres revers de l'autoplastie étaient dus à la fréquence des complications nosocomiales des plaies.

A côté des chirurgiens qui vantaient la restauration immédiate des plaies opératoires de la face, d'autres, tenant compte de la facilité souvent remarquable avec laquelle ces pertes de substance se restauraient spontanément, ont préconisé l'expectation et l'intervention tardive, si la nature se montrait incapable d'une réparation satisfaisante et définitive.

Gerdy fut un des défenseurs les plus ardents de cette manière de procéder. En 1844, il eut à opérer, à la Charité, un malade, dont nous rapportons plus loin l'observation, porteur d'une petite tumeur dans chacune des paupières de l'œil gauche. Il fit l'excision d'une grande partie de ces organes et leur restauration spontanée donna un résultat satisfaisant.

Gerdy accompagna cette observation, dans le journal

de Malgaigne (1), d'un réquisitoire peut-être trop énergique contre la blépharoplastie. Mais il a eu le mérite
d'insister sur ce fait, qu'il faut se garder de désespérer
de la puissance de la nature. « Ce fait montre, dit-il, que
dans certains cas il y a plus d'avantages, après une ablation ou une destruction de la paupière supérieure et d'une
partie ou de la totalité de l'inférieure, à abandonner
d'abord le mal à la nature, que de chercher à le réparer
par le blépharoplastie ; qu'on ne devra recourir à cette
dernière, que lorsque la nature se montrera impuissante
à protéger l'œil contre l'action de la lumière et de l'at-
mosphère, etc... »

Gerdy commença même à expérimenter sur le chien
l'excision des paupières, mais il ne voulut pas poursuivre
ses expériences.

Mackenzie (2), avait déjà émis une opinion analogue.

« J'ai enlevé plusieurs fois une portion considérable
des deux paupières avec leur commissure nasale et j'ai
chaque fois été surpris de la rapidité et de la facilité avec
lesquelles la plaie se guérissait et du peu de difformité
qui en était la suite ; une fois cependant la cicatrice
attira tellement les paupières du côté du nez que le
malade ne pouvait ouvrir l'œil que très incomplètement.
Dans un cas, les deux paupières et les globes oculaires
ayant été enlevés, la peau se rétracta tellement qu'elle
vint couvrir tout le devant de l'orbite.

(1) GERDY. *Recherches historiques et pratiques sur le renverse-*
ment des cils, etc. Jour. de chir. de Malgaigne, juillet et août 1844,
p. 193 et 225.

(2) MACKENZIE. *Traité des mal. de l'œil,* trad. de Warlomont et
Testelin, 1856, t. I, p. 193.

On a proposé, lorsque l'une ou l'autre paupière a été détruite par le mal ou par le bistouri, de la remplacer par une nouvelle, taillée aux dépens des téguments voisins. Pour la paupière inférieure, au moins, cette opération est inutile. La difformité et l'inconvénient qui résultent de la perte de la paupière inférieure sont peu de chose. La simple rétraction de la cicatrice suffit pour amener la peau de la joue au niveau du bord inférieur de l'orbite. La peau s'unit à la conjonctive, et au premier abord on ne s'aperçoit pas que la paupière a été enlevée. L'ouverture palpébrale est un peu moindre que dans l'état naturel, dans le sens vertical d'abord, parce que la paupière supérieure descend plus bas que de coutume, puis transversalement parce que l'angle externe a pris une forme arrondie. L'autoplastie en pareil cas produirait peu d'amélioration. Il n'en est pas de même pour la paupière supérieure. Comme sa destruction peut amener l'état calleux de la membrane qui recouvre l'œil, l'épaississement de la cornée et la perte de la vision, il y a quelque chose à dire en faveur de la blépharoplastie appliquée à ces cas. »

Dans une note insérée dans la traduction de Mackenzie par Laugier et Richelot (p. 111), Laugier s'exprime ainsi: « Il est plus que douteux que dans le cas de cancer il soit indispensable ou même avantageux de faire de toutes pièces une paupière nouvelle par les moyens connus de blépharoplastie. La difformité qui résulte par exemple de l'ablation de la paupière inférieure cancéreuse est réellement très faible. L'un de nous (Laugier) a enlevé deux fois dans le cours de cette année (1843) cette paupière pour un cancer. La seule contraction du tissu de cicatrice a suffi pour remonter la joue au niveau du bord inférieur de l'orbite.»

Mackenzie, Laugier, Gerdy ont donc appelé l'attention sur la facilité avec laquelle se répare surtout la paupière inférieure après l'ablation des cancroïdes et ont considéré comme intempestive la blépharoplastie immédiate dans certains cas.

Plusieurs chirurgiens ont insisté sur la façon remarquable avec laquelle se fait la restauration spontanée de la lèvre inférieure enlevée même en totalité pour des cancroïdes très étendus. Les effets de la rétraction inodulaire sont tels, dans ces cas, qu'on alla jusqu'à dire, du temps de Louis, que la lèvre repoussait.

Richerand (1) raconte qu'il montra dans le temps, à Béclard, Brechet, J. Cloquet et Ribes, un malade auquel il avait enlevé la totalité de la lèvre inférieure en allant d'une commisure à l'autre ; l'ablation était à peine apercevable. Cependant au moment même de l'opération l'aspect du malade était hideux, « et si j'avais eu moins l'expérience des ressources de la nature dans des cas semblables, j'aurais craint que la mâchoire ne restât à découvert et que la salive s'écoulant involontairement de la bouche, le malade ne fut mort d'épuisement ».

- Velpeau (2) insiste également sur ces faits, sur la faci-

(1) Richerand, *Hist. des progrès recents de la chir.*, 1824, p. 220.
(2) Velpeau. *Traité de méd. opér.*, t. III, p. 509.

lité avec laquelle chez des malades qui ont perdu la lèvre d'une commissure à l'autre et dans toute sa hauteur, les parties molles environnantes se relèvent, convergent assez vers la bouche, grâce à la rétraction modulaire, pour arriver jusqu'à la racine des dents et même encore plus haut. « Dans les cas les plus heureux, la membrane muqueuse de l'arcade gingivale se réunit à la partie correspondante de la plaie, et cédant à la couche cutanée qui tend à l'entraîner au dehors, se renverse en avant comme pour fournir au bord de la lèvre nouvelle, le pellicule rosé qui en constitue le caractère naturel.

C'est incidemment que Bégin (1) parle de l'importance de la réparation spontanée de la plaie dans la résection de la mâchoire inférieure. Il conseille de ne pas rapprocher les lambeaux par la réunion, dans le but surtout d'éviter de repousser la langue en arrière, accident qu'il redoutait à juste titre.

Des cas précédents nous pouvons rapprocher ceux de mutilation de la face par plaies par armes à feu. Les chirurgiens militaires ont insisté sur la façon très heureuse avec laquelle ces dégâts se réparent spontanément. Les parties se dégorgent, se rappetissent ; les pertes de substance qu'il eût été impossible de réparer immédiatement, diminuent d'étendue, et les autoplasties ou les prothèses ultérieures donnent dans ces cas de bons résultats.

Larrey père (2) a insisté sur ces résultats qu'il attri-

<hr>

(1) BÉGIN. *Mém. sur la résection de la mâch. inférieure.* Journal de chir. de Malgaigne, t. I, 1843, p. 187.

(2) LARREY. *Clin, chir.*, 1829, t. V, p. 717.

buait à la texture des parties molles et dures de la face,
Legouest(1) et Dardignac(2) ont cité des faits analogues.

Enfin c'est M. Verneuil qui s'est fait depuis longtemps
le champion du principe des restaurations anaplastiques tardives et qui a généralisé cette manière de procéder. On n'a qu'à lire ses remarquables articles Anaplastie et Autoplastie du Dictionnaire encyclopédique
des sciences médicales, reproduits avec des observations
nouvelles dans le tome I de ses Mémoires de chirurgie, et
dans lesquelles nous avons puisé les idées fondamentales
pour la rédaction de cette thèse.

Aussi, sommes-nous étonnés, que M. Faucon, qui
cite Bégin, ne l'ait point cité dans la communication
d'ailleurs très intéressante, qu'il fit sur ce sujet à la
Société de chirurgie (3).

Quant à l'importance de cette manière de faire pour
surveiller la récidive des tumeurs nous devons aussi citer
Nélaton qui le premier insista sur les avantages de la restauration tardive de la brèche palatostaphyline pour la
surveillance du pédicule des polypes naso-pharyngiens.
En exposant pour la première fois en 1849, son procédé
devant la Société de chirurgie (4) il disait que c'était non
seulement pour mettre à découvert le siège ou le foyer
de la maladie qu'il avait pratiqué la perforation de la voûte
palatine mais encore pour ménager une voie tout

(1) LEGOUEST. *Traité de chir. d'armée*, 1872, p. 701 et suiv. (2ᵉ édit.).
(2) DARDIGNAC. *Th. de Paris*, 1871.
(3) *Bull. de la Soc. de chir.*, 1876, t. II, séance du 2 août.
(4) *Bull. de la Soc. de chir de Paris*, séance du 26 décembre 1849,
t. I, p. 485.

ouverte par laquelle il put constater d'une manière continue l'état des parties. C'était en un mot pour avoir la facilité de prévenir et de combattre plus sûrement et plus simplement la reproduction de la tumeur. Aussi chez son premier malade, les lèvres de la brèche palatine, ayant une certaine tendance à se réunir, elles furent séparées plusieurs fois.

Nous ne saurions terminer ce chapitre sans citer Maisonneuve. Ce chirurgien hardi pratiquait souvent l'ablation de vastes cancers de la face envahissant le squelette et les parties molles et nécessitant des délabrements considérables Les vastes brèches se comblaient d'une manière remarquable, ses succès étaient nombreux quoiqu'il ne se préoccupât point de la restauration autoplastique *immédiate*, même quand elle était possible. Il insistait même dans ses cliniques sur les inconvénients de ces restaurations.

« C'est vraiment une chose intéressante à voir que l'innocuité de ces énormes mutilations de la face, pourvu qu'on ne complique pas l'opération principale par des opérations accessoires d'autoplastie. Beaucoup de chirurgiens, dit-il, s'effrayent de nos opérations, qui cependant n'ont d'autre but que d'arracher à une mort horrible et inévitable des malheureux dévorés par le cancer et ces mêmes chirurgiens exaltent des opérations d'autoplastie beaucoup plus dangereuses et qui n'ont d'autre résultat que de masquer une difformité. On a même qualifié nos opérations de « chirurgie dévastatrice », et décoré les autres du nom de « chirurgie réparatrice. » Mais quand au lieu de se payer de mots, on scrute le fond des choses, on ne tarde pas à voir que la vraie chirurgie est bien plutôt celle qui lutte énergiquement contre le mal redoutable, dans le but de conserver la vie, que celle qui dans un but de simple coquetterie expose les jours du malade » (1).

(1) MAISONNEUVE. *Clinique chir.*, t. I.

CHAPITRE III

Le problème à la solution duquel nous voulons arriver peut être posé de la manière suivante :

1.— On vient de créer par l'ablation d'une tumeur de la face, une perte de substance plus ou moins considérable, siégeant au niveau de la joue, des lèvres, du nez, des paupières, etc. Faut-il la combler immédiatement, toutes les fois que cela est possible, à l'aide de manœuvres autoplastiques plus ou moins compliquées, dissections, incisions libératrices, apport de lambeaux, etc.? Faut-il faire, en d'autres termes une génoplastie, une chéiloplastie, une rhinoplastie ou une blépharoplastie immédiates ? Ou, au contraire, ne serait-il pas plus profitable pour le malade de remettre cette restauration à une date ultérieure, d'attendre la cicatrisation de la plaie, en l'abandonnant aux efforts de la nature et de n'intervenir que dans le cas où cette dernière se serait montrée impuissante à réparer complètement la brèche ?

2.— D'un autre côté on vient d'enlever, par une opération préliminaire, une tumeur siégeant dans une des cavités faciales, on vient par exemple d'enlever, par l'incision du nez, ou celle de la joue ou par une des autres opérations préliminaires qui donnent accès dans la cavité buccale, une tumeur des fosses nasales ou de la bouche ; faut-il fermer immédiatement la brèche par la réunion ou même dans certains cas, par l'autoplastie ? En un mot, faut-il dans les deux cas, qu'il y ait ou non perte de substance, faire la cure en une séance ou au contraire n'y aurait-il pas des avantages à attendre et à faire une *anaplastie secondaire et tardive* si elle devient nécessaire ?

Pour pouvoir répondre à ces questions et se prononcer pour ou contre la cure en deux temps de certaines tumeurs de la face, nous devons d'abord étudier les questions suivantes :

1° Nous devons voir si la restauration spontanée, ou si on veut, ce que nous avons appelé, l'autoplastie naturelle, livrée à elle-même, ou aidée un peu par le chirurgien, dans certains cas, peut réparer les pertes de substance opératoires de la face, d'une manière efficace et satisfaisante, et rétablir la forme et la fonction complètement ou presque complètement de façon à ce qu'on puisse arriver au même but par une autoplastie chirurgicale tardive devenue une opération de peu d'importance comparativement à ce qu'eût été l'autoplastie faite immédiatement après l'exérèse de la tumeur.

Nous devons, en un mot, nous occuper d'abord de l'*efficacité* des restaurations spontanées et de la manière dont elles facilitent la tâche du chirurgien.

2° Les avantages attribués à l'anaplastie chirurgicale immédiate et dont la contre-partie constituerait les inconvénients de la cure en deux temps sont :

a. D'abréger la cure totale du néoplasme.

b. De prévenir les difformités ultérieures, en restaurant immédiatement les organes.

c. En fermant immédiatement les plaies, de mettre le malade à l'abri des complications nosocomiales, de ces dernières et de prévenir jusqu'à un certain point la mauvaise influence que pourrait avoir sur le moral du malade une plaie largement ouverte.

Or, ces avantages sont-ils réels d'une manière générale? L'autoplastie immédiate peut en effet présenter trop de difficultés, constituer un traumatisme assez sérieux, exposer enfin à des accidents propres, comme la gangrène et la suppuration et la désunion des lambeaux, ou à des complications générales des plaies et des opérations, comme l'érysipèle.

Nous devons donc examiner jusqu'à quel point ces difficultés sont assez grandes pour qu'on préfère intervenir systématiquement quand elles sont aplanies par la restauration naturelle, et voir si ces accidents et ces complications peuvent compromettre le *résultat immédiat ou ultérieur* de l'anaplastie immédiate, ou la santé et la vie du malade pour qu'on adopte, d'une manière générale, le principe de la cure en deux temps.

En un mot, nous aurons à nous occuper en deuxième ligne, de la *facilité* (ou des difficultés) et de la *bénignité* de l'opération pratiquée en un temps (avec restauration immédiate), en les comparant à la *facilité* et à la *bénignité* de la cure en deux temps (avec restauration tardive). Nous verrons ainsi si l'*efficacité* de l'anaplastie immédiate peut-être compromise par certains accidents et jusqu'à quel point les avantages qu'on lui attribue et que nous avons énumérés plus haut, sont vrais pour qu'on l'adopte d'une manière systématique.

3° Il nous restera enfin une question des plus importantes à examiner ; celle de la *sécurité* que peuvent donner les cures en un ou en deux temps, au point de vue de la récidive de certaines tumeurs.

En effet, un des avantages attribués à la réparation immédiate, et que nous n'avons pas signalé plus haut, serait la propriété de *prévenir la récidive* des tumeurs malignes. D'un autre côté, dans la cure en deux temps de ces tumeurs, ne se préoccupant point de réparer immédiatement les brèches, on fait les sacrifices nécessaires pour l'*ablation radicale* du néoplasme et laissant la plaie béante on peut compléter l'exérèse, quand pour des raisons particulières la première opération a été insuffisante ; on peut, en plus, *surveiller* la cicatrisation des plaies résultant de l'ablation des tumeurs sujettes à récidive, apercevoir la récidive dès son apparition et se comporter en conséquence.

Ce sont ces divers points que nous aurons à étudier en dernier lieu.

Avant d'envisager les restaurations immédiates ou tardives à ces divers points de vue, nous devons faire remarquer que nos considérations sur les avantages de la cure en deux temps de certaines tumeurs de la face, ne pourront pas toutes être appliquées, à tous les cas que nous étudions.

Dans tel cas particulier (polypes naso-pharyngiens), la restauration tardive aura pour principal avantage la surveillance de la récidive ; dans tel autre (ablation d'un épithélioma du sinus maxillaire après une incision gé-

nienne ou d'un épithélioma buccal, après une incision
préliminaire des téguments sains), la remise de la suture
de la plaie à une date ultérieure, sera utile en permettant
non seulement la surveillance de la récidive, mais encore
en facilitant l'antisepsie de la plaie cavitaire.

Dans d'autres cas enfin, quand l'ablation d'un épithélioma a laissé une perte de substance plus ou moins
considérable, la cure en deux temps aura encore pour
but de rendre l'intervention tardive plus facile, la plaie
s'étant réparée spontanément d'une manière complète
ou presque complète.

§ 1er. — Efficacité des restaurations spontanées.

Nous avons déjà indiqué (p. 19), l'importance de la
rétraction inodulaire dans la réparation spontanée des
pertes de substance de la face: Après l'ablation de certains épithéliomas, par exemple, on voit des pertes de
substance considérables se combler d'une manière surprenante, par l'attraction des téguments voisins, par
une sorte d'*autoplastie naturelle*. Dans certains cas, la
perte de substance est comblée entièrement et la difformité disparait, dans d'autres elle est réduite à des proportions relativement minimes.

Les effets de la rétraction inodulaire sont tels quelquefois « que les malades peu préoccupés de la beauté
des formes n'acceptent point l'offre d'une réparation
consécutive qui leur semble superflue » (Verneuil).

Dans beaucoup de cas, les pertes de substance de la

face sont si étendues, qu'il est impossible, au premier abord, de songer à une restauration autoplastique. Mais ces plaies se comblent petit à petit, complètement ou presque complètement de façon à rendre l'anaplastie tardive, inutile ou possible et facile.

En voici des exemples tirés les uns de la pratique de Maisonneuve, d'autres de celle de M. Verneuil et qui montrent avec quelle simplicité, avec quelle facilité ces immenses brèches sont comblées par les seules forces de la cicatrisation naturelle.

OBSERVATION I. — *Epithélioma de la mâchoire inférieure et du plancher buccal. — Anaplastie secondaire. — Guérison* (1).

Le nommé Desc..., 68 ans, journalier, entre à la Pitié, salle Michon, n° 13, le 14 juin 1883. Ses antécédents héréditaires ou personnels ne présentent rien de particulier. Il dit avoir toujours fumé beaucoup.

Sa maladie actuelle a débuté il y a un mois environ par une sorte de fluxion de la mâchoire inférieure, suivant l'expression du malade. Il s'arracha lui-même, avec la main, quatre dents.

Le gonflement et les douleurs continuèrent et bientôt il se forma un abcès un peu au-dessous et en dehors de la commissure labiale droite.

A son entrée on constate la présence d'un épithélioma ayant débuté par la gencive du côté droit, envahi la mâchoire inférieure dans une notable étendue et les ganglions sous-maxil-

(1) Nous avons pu recueillir cette observation longtemps après la guérison du malade, d'après les renseignements qu'a bien voulu nous donner M. Verneuil, et d'après une note qu'il a insérée dans ses Mém. de chirurgie, t. IV, p. 175.

laires correspondants qui sont recouverts par la peau amincie et ulcérée.

L'opération est décidée, à cause des souffrances cruelles qu'éprouve le malade, et faite par M. Verneuil, le 22 juin 1883.

On fait à l'extérieur et à l'aide du thermo-cautère une incision circulaire circonscrivant largement l'ulcération ganglionnaire, on résèque 5 centim. de la branche horizontale du maxillaire et on enlève la glande sous-maxillaire avec tous les ganglions dégénérés. L'opération faite au thermo-cautère et sans ligature préalable a été à peu près exsangue.

L'ablation des parties malades laisse une brèche énorme mesurant environ 8 centimètres de diamètre, communiquant largement avec la cavité buccale à travers laquelle on voit le bord latéral de la langue. *On ne peut songer à combler ce trou*, d'abord parce que les sections ont été faites avec le thermo-cautère et que, d'ailleurs, il serait impossible, à moins de décortiquer la face et le cou, de trouver assez d'étoffe cutanée pour tailler des lambeaux suffisants. On fait un pansement antiseptique ouvert.

L'examen microscopique, nous dit M. Nepveu, confirma l'exactitude du diagnostic.

Aucun accident n'est venu entraver la guérison. La fièvre traumatique a été nulle.

Au bout de 3 mois, grâce à la rétraction cicatricielle, il ne restait qu'une perforation de 15 millimètres de diamètre.

Après un séjour d'un mois à l'asile de convalescence de Vincennes, le malade rentre à la Pitié le 9 octobre.

Vers la fin d'octobre, M. Verneuil pratique une *anaplastie secondaire* et bouche ainsi la perforation. Ses bords ont été avivés, décollés et réunis avec une certaine difficulté à cause de la résistance du tissu de cicatrice.

Le malade, complètement guéri, est resté depuis dans le service comme garçon de salle. Actuellement (mars 1887), la guérison se maintient, l'état général est naturellement excellent; la cicatrice est cachée par la barbe. Il existe, au niveau de la région opératoire, une dépression qui déforme légèrement le côté droit de la face. La mastication se fait bien et la parole est suffisamment claire.

OBSERVATION II (MAISONNEUVE. *Cl. chirurgicale.* Paris 1863, t. I, p. 566).

Cancroïde envahissant presque tout le côté gauche de la face et des mâchoires. Ablation simultanée de l'os maxillaire supérieur gauche, de la plus grande partie du maxillaire inférieur et des parties molles correspondantes.

Après cette énorme mutilation, il n'eut été ni prudent ni même possible de pratiquer une opération autoplastique. Pansement à plat. Surveillance de la langue fixée en avant à l'aide d'un fil. Alimentation par la sonde œsophagienne. Pas d'accidents ; c'est à peine s'il se manifesta de la fièvre. Au bout de 20 jours suppression de l'usage de la sonde. *Surveillance attentive de la cicatrice.* Au bout de deux mois, le malade retourna dans son pays portant un obturateur qui fermait l'hiatus qui restait encore après la cicatrisation. Son état général était très satisfaisant.

OBSERVATION III (MAISONNEUVE. *Loc. cit.*, t. I, p. 580).

Cancroïde très étendu de la face. Ablation de l'œil, de l'os maxillaire supérieur, de la moitié du nez et de la totalité des parties molles de la joue correspondantes ; *il n'était pas possible de songer à une restauration autoplastique.* Pansement à plat. Pas de fièvre excessive. Énorme hiatus après la cicatrisation, fermé à l'aide d'un obturateur qui permit au malade de se promener sans attirer l'attention, de parler nettement et de manger avec facilité (1).

(1) Voir de plus MAISONNEUVE, *loc. cit.*, t. I, p. 565 et 592, et t. II, p. 190.

Dans les trois cas que nous venons de rapporter, des pertes de substance, dont la restauration autoplastique immédiate eût été à peu près impossible, se sont comblées spontanément d'une manière très simple, de façon à rendre la restauration tardive possible et facile. Dans le premier, l'anaplastie tardive n'a consisté que dans l'oblitération d'un pertuis fistuleux. Dans les autres, Maisonneuve, comme il avait souvent l'habitude de le faire dans des cas analogues, compléta la restauration par l'application d'un appareil prothétique. Il a eu souvent à se louer de cette manière de faire. Toujours est-il que l'anaplastie tardive des perforations peu étendues qui persistent dans certains cas devient une opération relativement simple.

M. Verneuil insiste souvent dans ses cliniques sur la facilité et la bénignité même avec laquelle se réparent spontanément ces immenses brèches résultant de l'ablation de cancers envahissant les parties molles ou osseuses de la face, surtout si, par des moyens appropriés, on tâche d'obtenir une antisepsie rigoureuse.

Si des bourgeons suspects, faisant craindre une récidive, s'étaient montrés pendant la cicatrisation de ces plaies, ils auraient pu être immédiatement détruits.

Si de telles pertes de substance peuvent se réparer spontanément et sans entrave, pour plus de raisons, la restauration spontanée sera efficace dans les pertes de substance moins étendues dans lesquelles l'autoplastie immédiate eût été très possible.

Dans ces cas « comme il est difficile de prévoir d'avance tout ce que la nature pourra produire, *l'autoplastie pré-*

ventive (immédiate) est exposée à faire plus que le nécessaire » (Verneuil).

Deux cas peuvent se présenter après l'ablation d'une tumeur de la face, d'un épithélioma par exemple : Ou bien, la perte de substance qu'on aurait pu restaurer immédiatement par une autoplastie se répare spontanément et d'une manière complète. « La nature qui accepte presque toujours la lutte, en sort complètement victorieuse » (Verneuil); l'anaplastie tardive devient inutile. Ou bien dans une autre catégorie de faits, la cicatrisation naturelle, au lieu d'arriver à un résultat définitif parfait en réparant complètement les pertes de substance, les transforme et les diminue d'une manière si heureuse que la restauration chirurgicale tardive devient une opération très simple et très facile et, par ce fait même, efficace, car elle expose moins aux difficultés et aux revers des autoplasties immédiates.

Nous avons déjà cité dans notre historique les noms de Mackenzie, Gerdy, Laugier, Richerand, Velpeau comme ayant insisté sur l'efficacité et les bons résultats des restaurations spontanées, sur la facilité avec laquelle se réparent des pertes de substance résultant de l'ablation des épithéliomas des paupières ou des lèvres, dans des cas où des blépharoplasties et des chéiloplasties immédiates auraient pu être faites.

Nous allons de notre côté citer des faits de restaurations spontanées, soit complètes, soit incomplètes, et dans lesquels l'autoplastie tardive a été singulièrement facilitée.

Pour mettre de l'ordre dans notre exposition, nous

passerons en revue les diverses régions de la face. Nous pourrons ainsi insister sur quelques particularités propres à chacune de ces régions.

JOUES ET LÈVRES

OBSERVATION IV (INÉDITE). — *Epithélioma de la joue.* — *Ablation.* — *Pas d'autoplastie.* — *Guérison.* (Due à l'obligeance de notre excellent collègue LYOR, interne des hôpitaux, aide d'anatomie de la Faculté.)

Lefr., 53 ans, marin, entré le 5 août, 1886, à l'hôpital St-Louis, salle Cloquet, service de M. Le Dentu.

Le malade portait à la partie moyenne de la joue droite, depuis une dizaine d'années, une ulcération, qui le gênait peu et qui ne s'est étendue qu'à partir du jour où il fut soumis à une cautérisation au sulfate de cuivre. Comme il avait eu la syphilis, il fut soumis, avant son entrée à l'hôpital, pendant un mois au traitement à l'iodure de potassium.

A son entrée on constate sur la partie moyenne de la joue, une ulcération un peu plus grande qu'une pièce de deux francs, irrégulière, légèrement excavée, à fond bourgeonnant et fongueux.

Les bords sont indurés. Pas de ganglions engorgés. Les caractères de l'ulcération, épithéliomateuse étant très nets, on opère le malade le 15 septembre. L'ulcération est circonscrite au bistouri et enlevée en surface. La muqueuse buccale qui est saine est conservée, sauf en un petit point où la cavité buccale est ouverte. La perte de substance a presque les dimensions de la paume de la main. *On ne tente aucune réparation autoplastique.* Pansement antiseptique ouvert.

Les jours suivants la plaie se rétrécit peu à peu sans aucun accident. Dans les derniers temps, on cautérise plusieurs fois au crayon de nitrate d'argent au niveau de la perforation de la joue, pour activer la cicatrisation. La fistule s'oblitère rapidement.

4 novembre. Il ne reste plus sur la joue, immédiatement en arrière de la commissure labiale, qu'une petite ulcération, large comme une pièce de 50 centimes, et tout à fait superficielle. La rétraction cicatricielle a été telle, et les parties voisines se sont si bien prêtées pour combler la perte de substance qu'on ne voit guère de tissu cicatriciel autour de la plaie. Du reste, aucune déformation n'en est résultée, sauf une rétraction à peine appréciable de la commissure labiale qui est portée très légèrement en arrière et en haut, et qu'on ne voit qu'en soulevant la moustache du malade.

Quelques jours après, le malade quittait l'hôpital, complètement guéri.

Observation V. — *Epithélioma de la joue.* — *Extirpation.* — *Pas d'autoplastie.* — *Guérison.* (VERNEUIL. *Mémoire de chir*, t. 1 ; *Chir. réparatrice*, p. 87.)

« Au commencement de 1874, j'opérai un malade de Calais pour un épithélioma qui, ayant débuté par la muqueuse au niveau de la première petite molaire gauche de la mâchoire inférieure, avait envahi toute l'épaisseur de la joue jusqu'à la peau et formait en ce point une plaque indurée plus étendue qu'une pièce de 5 francs. La tumeur adhérait à la face externe du maxillaire et comprimait le nerf mentonnier. Les souffrances étaient insupportables. Je fis l'extirpation largement. L'os maxillaire fut à ce niveau dépouillé de son périoste et la cavité buccale ouverte de façon qu'on aurait pu y introduire trois doigts réunis. La commissure labiale put être respectée.

« Malgré le développement d'une adénite aiguë des ganglions carotidiens qui provoque un gros phlegmon du cou et nécessite une large et profonde incision, la plaie marche très simplement.

Elle se rétrécit concentriquement toute seule et au bout de trois mois elle était close sans aucun pertuis fistuleux ».

« *Mes élèves s'étonnèrent*, ajoute M. Verneuil, en donnant cette observation, *de me voir laisser béant cet énorme trou et permettre à la perforation buccale de s'établir sûrement; il n'en fut rien.* »

Ces deux observations montrent la facilité avec laquelle se réparent des pertes de substance intéressant toute ou presque toute la joue. La laxité des téguments voisins, la facilité avec laquelle ils cèdent à la rétraction inodulaire est un fait très intéressant. La joue est une des régions de la face où on voit se produire le plus nettement le phénomène de l'*autoplastie naturelle ;* les parties molles voisines étant attirées graduellement par la rétraction inodulaire viennent combler des brèches considérables, qui finissent par ne plus être représentées après la guérison que par une cicatrice de très peu d'étendue et à peine visible. Ce fait explique également pourquoi ces réparations se font sans que la rétraction cicatricielle exerce son influence au loin de façon à déformer les organes voisins ; la paupière inférieure, dans les cas précédents n'a pas eu à souffrir de cette rétraction, elle ne s'est pas renversée en ectropion. Dans l'observation IV quelques cautérisations au nitrate d'argent ont suffi pour compléter l'oblitération de la perforation génienne.

A propos de ce fait nous ferons remarquer que si, dans quelque cas, la rétraction cicatricielle n'arrive pas à la réparation complète d'une perte de substance, le chirurgien doit l'aider par certains moyens, qu'on pourrait appeler avec M. Verneuil *moyens adjuvants de l'auto-plastie naturelle*. Telle a été le rôle de la cautérisation dans les observations IV et IX.

La cautérisation des pertuis fistuleux, connue depuis longtemps, active la rétraction cicatricielle et amène l'oblitération des fistules. Laugier, qui conseilla ce procédé dans le but d'achever la guérison des anus contre nature après l'entérotomie, le désigne même sous le nom *d'autoplastie par transformation inodulaire*(1). Dans d'autres cas, au contraire, on s'oppose aux effets de la rétraction inodulaire au lieu de la favoriser. Tel est le rôle de la blépharorrhaphie pendant la cicatrisation des plaies des paupières.

Si la réparation a dû être aidée dans l'obs. IV, elle s'est faite toute seule dans l'obs. V. Ni dans l'un, ni dans l'autre cas, il n'a persisté le moindre pertuis fistuleux salivaire, comme on l'observe quelquefois à la suite des plaies accidentelles ou chirurgicales de la joue. La géno-plastie, du reste, ne met pas à l'abri de cet accident; exemple, la génoplastie faite par Gensoul en 1839 (2), pour réparer une perte de substance de la joue causée par une gangrène. Après la guérison il persistait un orifice fistuleux salivaire imperceptible.

Les effets de la rétraction inodulaire ne sont pas moins remarquables aux lèvres qu'à la joue; il est vraiment curieux de voir la lèvre inférieure enlevée tout en-tière, pour un cancroïde, se reformer, complétement ou

(1) LAUGIER. *Comp. rend. de l'Acad. des sciences* 1859, et VERNEUIL, *Mém. de chir.*, t. I, p. 95.

(2) JOBERT. *Loc. cit.*, t. I, p. 321.

presque complètement, grâce à la facilité avec laquelle cèdent les téguments voisins de la joue et de la région sushyoïdienne, et viennent comme de véritables lambeaux autoplastiques prendre la place de l'organe enlevé.

Beaucoup de chirurgiens, du reste, partisans même de l'autoplastie, ont insisté sur l'inutilité de la chéiloplastie immédiate après l'ablation de certains cancroïdes des lèvres, quand la perte de substance n'est pas très étendue. « Si l'altération ne comprend pas une grande étendue dans la hauteur des lèvres, dit Jobert (1), l'autoplastie est généralement inutile. » Il insiste, comme tant d'autres, sur la régularité quelquefois admirable avec laquelle se réparent spontanément les pertes de substance de la lèvre, après l'excision en demi-lune des cancroïdes du bord libre, avec des ciseaux courbes sur le plat, d'après le procédé dit de Dupuytren ou de Richerand. Il a vu, dit-il, ces deux habiles chirurgiens opérer ainsi, et il a été toujours frappé de la manière dont le niveau s'établit, et dont la réparation s'est faite, presque sans difformité. « Mais, dit Jobert, lorsque la perte de substance en hauteur égale la perte de substance en largeur, il convient de déplacer un lambeau et de lui donner la forme de la plaie. » Or, c'est précisément dans les cas où on enlève toute la lèvre inférieure, avec les téguments du menton et même quelquefois la partie voisine de la joue et une partie de la lèvre supérieure qu'on voit la rétraction inodulaire et l'autoplastie naturelle,

____

(1) JOBERT. *Loc. cit.*, t. I, p. 350.

qui en est la conséquence, restaurer complètement l'organe enlevé, ou bien diminuer tellement l'étendue de la plaie que la chéiloplastie tardive, nécessitée par la difformité persistante, devient une opération beaucoup plus facile, beaucoup plus bénigne, comparée aux chéiloplasties ou aux géno-chéiloplasties, compliquées et difficiles, faites dans ces cas par les partisans des restaurations immédiates.

Voici des exemples à l'appui des faits que nous avançons :

OBSERVATION VI. — *Epithélioma de la lèvre inférieure. — Pas d'autoplastie primitive. — Réparation spontanée.* (VERNEUIL. *Mém. de Chir.*, t. I, p. 87.)

Au printemps de 1875, je reçus dans mon service un vieux cultivateur à qui, en 1872, j'avais *enlevé toute la lèvre inférieure* pour un épithélioma. Je l'avais renvoyé au bout de quelques semaines en lui disant de revenir pour subir une restauration secondaire.

Pendant trois ans je n'en avais plus entendu parler, lorsqu'il revint me trouver pour une récidive dans les ganglions du cou, récidive du reste inopérable, et qui, deux mois plus tard, amena la mort.

La région anciennement opérée était si *remarquablement reconstituée qu'il me fallut consulter mes notes, et mes premiers souvenirs pour croire à l'étendue de la mutilation opératoire.*

La lèvre inférieure, très rudimentaire, à la vérité, s'étendait cependant d'une commissure à l'autre sous forme d'un bourrelet arrondi, légèrement concave transversalement, mais remontait assez haut pour couvrir, même quand la bouche était ouverte, au moins la moitié de la hauteur des dents.

Quand la bouche était fermée, la lèvre supérieure descendait pour se mettre en rapport avec le bord concave précité, et l'occlusion était parfaite.

Il n'y avait *aucune perte de salive* et la prononciation des lettres labiales s'effectuait très normalement. Au reste le malade, dès son entrée, me déclara qu'il venait pour sa tumeur du cou et nullement pour sa lèvre qu'il regardait comme absolument guérie.

Quant à la difformité, je répète qu'elle était à peine appréciable et qu'elle était d'ailleurs tout à fait masquée par la barbe.

A la suite de cette observation, M. Verneuil insiste sur ce fait, que des restaurations chéiloplastiques réputées très réussies, ne donnent pas souvent de plus brillants résultats. « Je fais allusion en particulier à des chéiloplaties pratiquées à l'aide des téguments du cou, telles que je les ai vu faire dans ma jeunesse par Lisfranc qui affectionnait ce genre d'opérations. Il n'est pas inutile de dire que j'ai vu des accidents primitifs graves succéder aux vastes dissections que nécessite l'exécution de ces procédés. »

Voici une autre observation, très probante, que nous avons recueillie dans le service de M. Le Dentu, qui a employé souvent et avec succès les restaurations tardives.

OBSERVATION VII. (PERSONNELLE). — *Epithélioma de la lèvre inférieure. — Ablation. — Pas d'autoplastie immédiate.* (Complétée d'après les renseignements qu'a bien voulu nous donner notre excellent collègue LYOT, interne des hôpitaux.)

G..., 46 ans, scieur de long, entré le 18 octobre 1886, à l'hôpital St-Louis, salle Cloquet, n° 11, service de M. Le Dentu.

Epithélioma, ayant débuté il y a un an, au milieu de la lèvre inférieure et envahissant actuellement toute la lèvre dans le sens de la longueur et dans le sens de la hauteur jusqu'au menton ; la commissure gauche et la partie voisine de la lèvre supérieure et de la joue sont aussi envahies. La commissure droite est indemne. Les ganglions sous-maxillaires gauches sont engorgés.

Élancements assez violents empêchant le malade de dormir.

Opération le 1er — décembre. Les parties envahies sont cernées par une incision qui, commençant sur la lèvre supérieure un peu en dedans de la commissure gauche, se porte en haut et en dehors puis en bas, en passant un peu en dehors de la commissure, qui est ainsi contournée, puis en bas et en dedans et enfin directement en dedans en suivant le bord inférieur du maxillaire inférieur. Au delà de la symphyse du menton, l'incision devient ascendante et aboutit sur le bord libre de la lèvre inférieure à quelques millimètres et en dedans de la commissure droite qui est ainsi respectée.

Les ganglions malades sont enlevés à l'aide d'une incision indépendante faite dans la région sushyoïdienne latérale gauche, incision qui est immédiatement réunie et drainée.

Toute la lèvre inférieure (sauf la commissure droite), les parties molles du menton, la commissure gauche et les parties voisines de la lèvre supérieure et de la joue ont été enlevées. La perte de substance mesure huit centimètres dans le sens transversal, et quatre travers de doigt environ dans le sens vertical. La plaie est pansée antiseptiquement à plat, avec de la gaze iodoformée, de la gaze de Lister, du coton hydrophile, le tout recouvert d'un morceau de mackintosh et maintenu à l'aide d'une bande de tarlatane phéniquée. Pour empêcher que le pansement ne soit vite mouillé et traversé par les sécrétions de la bouche et de la plaie on le fait volumineux et aussi bien fermé que possible.

Aucun accident ne vient troubler la guérison. La fièvre traumatique a été nulle.

Quand, le 23 décembre, nous voyons nous-même le malade, nous sommes réellement frappé de la rapidité avec laquelle presque toute la lèvre inférieure et la commissure gauche se sont reformées. Grâce à la rétraction cicatricielle, si efficace dans tous les cas analogues, la peau voisine a été attirée et a comblé toute cette énorme perte de substance. La plaie sushyoïdienne était guérie et l'état général du malade excellent.

Nous avons revu ce malade dans le mois de janvier 1887. La lèvre inférieure nouvelle était souple, bien mobile sur la face antérieure du maxillaire, ayant tous les caractères d'une lèvre normale sauf au niveau du bord libre. Ce dernier presque complètement cicatrisé était assez régulier, lisse, un peu aplati et montait jusqu'à 3 ou 4 millimètres au-dessous du collet des dents inférieures qui étaient recouvertes par la lèvre supérieure quand la bouche était fermée. La muqueuse du bord libre de la nouvelle lèvre unie à la muqueuse gingivale formait une sorte d'ébauche de cul-de-sac gingivo-labial. L'ouverture buccale était un peu augmentée de longueur et la commissure un peu arrondie et plus large qu'à l'état normal. Le malade mangeait bien et se promenait dans la salle.

En février, l'état général du malade était excellent. L'état local s'était légèrement amélioré, mais le malade se plaignait de ne pas bien pouvoir retenir sa salive dont une notable quantité s'écoulait par la bouche.

C'est là un accident, à craindre dans les cas semblables, dont la gravité a été par trop exagérée par les anciens auteurs, et qui disparaîtra quand une chéiloplastie ultérieure rétablira définitivement la forme et la fonction.

Le malade ne présentait à ce moment aucune trace de récidive.

La chéiloplastie immédiate, dans le cas précédent, avec de grands lambeaux empruntés aux joues et à la région sushyoïdienne d'après le procédé de Chopart, dit procédé à *tiroir*, plus ou moins modifié suivant les cas, comme le faisait Roux de St-Maximin, ou d'après le procédé à *double lambeau* de Sédillot, etc., aurait demandé des dissections, des délabrements étendus et bien des précautions, étant donné la grandeur de la perte de substance à combler ; elle aurait exposé à tous les accidents, à tous les revers des autoplasties un peu étendues, et le résultat n'aurait pas été peut-être aussi bon que celui obtenu à si peu de frais grâce à l'autoplastie naturelle. Il y aura peu de choses à faire maintenant, chez ce malade, et il sera beaucoup plus facile d'obtenir une restauration parfaite. Soigneusement pansé il n'a pas été exposé à plus d'accidents nosocomiaux que si on avait fait une autoplastie immédiate.

Il n'est pas sans intérêt de rapporter le fait suivant.

En 1829, Lisfranc étant embarrassé sur le choix du procédé à employer pour restaurer la lèvre supérieure d'une de ses malades, après l'ablation d'un cancroïde, chargea Serre d'en trouver un.

Le mal ayant fait beaucoup de progrès, Serre proposa à Lisfranc de pratiquer provisoirement l'ablation de la tumeur cancéreuse, mais en combinant les incisions de manière à pouvoir terminer en deux fois ce qu'il était impossible de faire en une seule. La plaie qui résulta de l'opération fut énorme. « A mesure que la cicatrice se formait, on vit les points les plus éloignés de la solution de continuité se rapprocher, se confondre, et marcher comme d'un commun accord vers le centre.

« Quelle ne fut pas enfin, ma surprise et celle de tous les assistants, lorsque, environ trois mois après, la lèvre supérieure se trouva restaurée en grande partie et l'ouverture de la bouche tellement rétrécie, qu'il fut question alors de chercher à rétablir l'ouverture buccale(1), etc. »

Ce dernier inconvénient aurait pu très probablement être évité si on avait mieux surveillé la restauration naturelle de façon à prendre à temps les mesures nécessaires.

Le cas suivant dû à Hulke est aussi très concluant.

OBSERVATION VIII.— (HULKE. *Med. Times and Gaz.*, 25 janv. 1873, I, p. 81. Revue d'Hayem, t. II, 1873, p. 255.)

Epithélioma labial très étendu qui nécessita l'ablation de la commissure labiale, une partie des deux lèvres et la joue droite depuis le bord inférieur de la mâchoire jusqu'à l'os malaire, et du menton au bord antérieur du masseter. *La rétraction cicatricielle ne s'est pas fait sentir aussi vivement qu'on le craignait*, aujourd'hui *la plaie est réduite aux dimensions d'une pièce d'un franc environ*, et comme elle n'a plus de tendance à diminuer, elle sera prochainement comblée à l'aide d'une *opération autoplastique.*

On aurait pu, en combinant les procédés autoplastiques, en faisant des dissections, des incisions libératrices et apportant de grands lambeaux comme dans l'obs. XXXI,

(1) SERRE (de Montpellier). *Loc cit.*, p. 150.

arriver à combler cette énorme brèche, par une autoplastie immédiate non sans grande difficulté ni sans
danger. Toute cette opération, grâce aux ressources de
la restauration spontanée, a été remplacée par une petite
autoplastie, pour oblitérer une perforation de la joue.
Toutes ces manœuvres opératoires ne sont plus représentées que par un léger décollement, l'avivement des
bords de la fistule et l'application de quelques points de
suture.

A côté de ces faits où la restauration s'est faite *seule*
et d'une manière complète, nous pouvons maintenant
en citer d'autres se rapportant à la même région de la
face et dans lesquels l'autoplastie tardive a été faite.
Nous verrons ainsi que ses résultats ne laissent rien à
désirer.

Voici d'abord un cas dans lequel l'intervention tardive
n'ayant pas donné le résultat voulu, la restauration spontanée a été aidée par quelques cautérisations. Il arrive
en effet quelquefois que le tissu de cicatrice présente
dans les cas analogues une certaine résistance et s'oppose au rapprochement des bords des pertuis fistuleux.
Mais on arrive facilement à bout de cette difficulté.

OBSERVATION IX (INÉDITE).— *Epithélioma de la joue droite.—
Large ablation. — Pas d'autoplastie. — Guérison.* (Due à
l'obligeance de M. René Colin.)

X..., cinquante ans, contremaître dans une fabrique de bri-
ques, nullement syphilitique mais entaché d'arthritisme (père
emphysémateux, mort d'aysstolie, mère rhumatisante), cons-

tate au commencement de septembre 1885, sur la joue droite, l'apparition d'une plaque bosselée, dure, non douloureuse qui augmente de largeur et s'ulcère rapidement.

Son médecin particulier, voyant que le traitement antisyphilitique mixte intempestivement prolongé ne fait qu'aggraver le mal, engage X...à aller consulter M. Verneuil qui diagnostique un épithélioma ulcéré de la joue, siégeant tout près de la commissure labiale et ayant la largeur d'une pièce de deux francs. Nulle trace d'engorgement ganglionnaire. Presque pas de douleurs.

L'ablation de la tumeur faite, le 25 janvier 1886, par M. Verneuil, très largement et au thermo-cautère laisse une ouverture béante large comme une pièce de cinq francs.

Pansement phéniqué antiseptique ouvert. Alimentation liquide. Le lendemain un léger suintement sanguinolent de la plaie est facilement arrêté par l'application d'une rondelle d'amadou.

Les suites de l'opération furent des plus simples. Pas de fièvre, pansement tous les deux jours. Au bout de six semaines le malade prenait des aliments solides et pouvait même aller à ses occupations.

Au commencement d'août le travail cicatriciel s'arrête et il reste une fistule ayant l'apparence et les dimensions d'une boutonnière. M. Verneuil pratique alors l'avivement de cette ouverture, met quatre points de suture métallique, et en même temps fait dans le tissu dur et inextensible de la cicatrice, de chaque côté de la boutonnière, deux incisions superficielles pour permettre le contact des deux bords de la fistule. Pansement phéniqué.

Malgré ces deux débridements les deux lèvres de la plaie ne peuvent entrer au contact, et une fois les fils enlevés on remarque une plaie infundibuliforme et bien bourgeonnante.

Cette plaie continue à se cicatriser et vers le milieu d'octobre il n'existe plus qu'une toute petite fistulette linéaire. Cautérisation au thermo-cautère et quinze jours après guérison complète. M. Verneuil soumet le malade à la médication arsénicale.

OBSERVATION X (PERSONNELLE). — *Adénome sudoripare (?) volumineux de la joue. — Ablation. — Autoplastie tardive. — Guérison.*

Tauris..., 73 ans, cultivateur, entré le 11 mai 1881 à l'hôpital de la Pitié, salle Michon, n° 4, service de M. Verneuil. Pas d'antécédents particuliers. Arthritique, athéromateux, Cataracte congénitale de l'œil gauche.

Début de la maladie, il y a deux ans, par un petit bouton rouge, gros comme une tête d'épingle, sur la joue droite.

Six mois après le début, première ablation au bistouri, de la tumeur grosse comme un haricot. Cicatrisation parfaite. Récidive deux mois après.

Quatre mois après la première opération, deuxième ablation de la tumeur grosse comme une noix. Guérison.

Nouvelle récidive deux mois après environ.

Troisième ablation de la tumeur, presque aussi grosse qu'avant la deuxième opération, il y a environ 6 mois. Cicatrisation suivie très rapidement de récidive.

Actuellement grosse tumeur au centre de la joue droite. Elle parait formée de plusieurs lobes mais elle en présente deux principaux. Un beaucoup plus gros, qui forme la plus grande partie de la tumeur, et ayant cinq centimètres de diamètre et l'autre accolé à la partie supéro-externe du précédent, du volume d'une petite noix. La peau qui recouvre ces deux lobes est lisse, très distendue et très adhérente. Petite ulcération, de 3 millimètres de diamètre, à bourgeons mous et blafards sur le petit lobe.

En avant, la tumeur envoie un prolongement sous-cutané vers le sillon naso-labial; autre prolongement en arrière vers le masseter.

A la palpation on constate la dureté très grande de la tumeur et sa mobilité assez nette sur les parties profondes du côté de la bouche, la muqueuse est soulevée mais non adhérente sur la masse morbide.

Élancements insignifiants. Pas d'adénopathie. L'état général a toujours été très bon.

M. Verneuil croit plutôt à une tumeur glandulaire de la peau qu'à un fibrome. Pour éviter une nouvelle récidive, le malade est opéré largement et la plaie est laissée béante.

La tumeur est cernée par une incision irrégulièrement circulaire par laquelle on enlève toute la partie centrale de la joue et qui laisse une perte de substance de même forme et de six centim. de diamètre. Les arcades dentaires sont à nu au fond de la plaie.

Pas d'accidents post opératoires. Pansement antiseptique ouvert. Pulvérisations phéniquées.

La réparation s'est faite progressivement et au bout de cinq semaines il ne restait au centre de la joue qu'une perforation irrégulière, à bords adhérents et ayant environ les dimensions d'une pièce de un franc.

M. Kirmisson, remplaçant M. Verneuil, fit la restauration secondaire. Après décollement des bords et avivement, la perforation fut fermée par un petit nombre de points de suture. Pansement à la vaseline boriquée. Quelques temps après, le malade sortait de l'hôpital complètement guéri et portant une cicatrice un peu profonde et adhérente.

Cette légère difformité, cachée par la barbe, a du s'améliorer dans la suite quand les parties molles ont repris leur laxité.

Dans ces deux cas la génoplastie tardive n'a consisté qu'en l'oblitération d'une fistule génienne.

Voici encore un fait des plus intéressants dû à M. le Dr Faucon, et dans lequel une chéiloplastie tardive, après l'ablation d'un épithélioma de la lèvre inférieure et du maxillaire, donna un résultat très satisfaisant.

OBSERVATION XI (RÉSUMÉE). — *Epithélioma de la lèvre inférieure envahissant le maxillaire. — Ablation de la tumeur.
— Résection partielle de l'os maxillaire. — Pas de restauration immédiate. — Chéiloplastie tardive. — Guérison opératoire maintenue longtemps.* — (Par le Dr FAUCON. *Bull. de
la Soc. de chir.*, séance du 2 août 1876, t. XXI, p. 660.)

X..., 50 ans, cultivateur, robuste, alcoolique. Début il y a
huit mois. Volumineuse tumeur cancroïdale, rougeâtre, viola-
cée par place, irrégulièrement hémisphérique, occupant toute
la lèvre inférieure et le menton et intimement adhérente au
corps du maxillaire, sans aucune espèce de mobilité, dans toute
la région mentonnière. Elle s'étend jusqu'aux commissures et
présente, un peu au-dessous du bord libre de la lèvre, un sillon
hérissé de végétations papillaires exulcérées. Son volume représente environ quatre fois le volume normal des parties
molles.

Elancements pénibles et douleurs comparables à une rage de
dents dans les incisives et les canines saines en apparence.

Etat général excellent. Ganglion engorgé sous le menton.

Opération le 25 mars 1873. — Incision partant de la commissure gauche, d'abord oblique vers la joue, puis verticale jusqu'au bord inférieur du maxillaire.

Incision semblable à partir de la commissure droite. Section,
avec la scie à chaîne, du maxillaire inférieur, de chaque côté de
la partie moyenne, de façon à comprendre entre les deux traits
de scie toute la partie supportant les incisives et la canine droite,
la canine et la première petite molaire gauche.

L'opérateur rejoignit ensuite les deux incisions verticales par
une incision horizontale intéressant toute l'épaisseur de la peau
le long du bord du maxillaire, et suffisamment en arrière des
limites de la tumeur. Section des parties molles qui retenaient
encore la portion de maxillaire réséquée. La langue tombant

en arrière et gênant la respiration, on la fixe en dehors à l'aide d'un fil d'argent qui traverse sa partie antérieure. *Pas de restauration de la plaie.* Après les ligatures, on panse la plaie avec un linge de fine toile imbibée d'eau, légèrement alcoolisée et quelques compresses soutenues par un bandeau. Le cou et la poitrine sont garnis pour absorber les liquides qui s'écouleraient de la plaie.

Alimentation avec tisane et bouillon dans une burette à long bec. Fièvre traumatique nulle. Pas d'accidents. Dès le quatrième jour le malade se levait. Pas de difficulté de la respiration ou de la déglutition. La langue est laissée attachée jusqu'au quinzième jour. La rétraction des bords de la plaie s'effectua avec une extrême rapidité. Des bourgeons exubérants ayant été examinés par M. Villemin, du Val-de-Grâce, ont été trouvés entièrement formés de tissu embryonnaire. Des cautérisations au nitrate d'argent et au fer rouge réprimèrent cette exubérance des bourgeons et la cicatrisation se fit sans entrave.

La tumeur, ayant été examinée par M. Villemin, a été trouvée formée par de l'épithélioma type. Le cancer avait corrodé la lame interne du maxillaire qui s'était ramolli en divers endroits.

14 décembre. Les deux portions restantes du corps du maxillaire s'étaient rapprochées au point que leurs extrémités internes n'étaient plus distantes que d'un travers de doigt ; et, chose curieuse, la partie gauche ne se trouvait presque pas déviée, de sorte que deux de ces molaires se rencontrant avec celles du maxillaire supérieur, permettaient de ce côté une mastication passable. Il en était autrement de la branche droite qui se trouvait considérablement attirée en dedans par le tissu cicatriciel ; de plus elle avait subi un mouvement de bascule, de sorte que les dents regardaient en dedans.

Les parties molles avaient suivi le retrait des os ; la peau de la région sushyoïdienne était remontée, et les parties molles des joues attirées en dedans. *Il ne restait de l'énorme hiatus consécutif à l'opération qu'une ouverture relativement étroite obturée par la langue, mesurant un travers de doigt de largeur à la* partie inférieure, beaucoup plus large à la partie supérieure où elle conservait les dimensions un peu restreintes de l'orifice buccal, et conservait en hauteur la hauteur du maxillaire et des dents.

La perte de substance fut comblée à cette époque par le procédé chéiloplastique à double lambeau de Sédillot. Après avoir détruit les adhérences des joues au maxillaire, on tailla de chaque côté de la joue un lambeau vertical quadrilatère, qu'on prolongea jusque sur la région cervicale. Cela fait, on aviva largement le tissu cicatriciel qui réunissait les deux branches de la mâchoire qui furent dégagées. On renversa ensuite ces lambeaux par un mouvement de quart de cercle de dehors en dedans et de bas en haut de manière à les assujettir horizontalement bout à bout et à les réunir par des sutures métalliques.

Leurs bords inférieurs furent ensuite réunis au bord supérieur de la peau sushyoïdienne et on forma ainsi une lèvre inférieure.

Le résultat fut assez satisfaisant au point de vue plastique. Si la lèvre inférieure est située un peu en arrière de la supérieure, l'orifice buccal est restauré et la physionomie ne conserve pas un aspect hideux.

Il s'écoule continuellement un peu de salive ; la prononciation laisse à désirer, mais le malade se fait facilement comprendre. La mastication des substances molles se fait facilement et le malade s'alimente suffisamment pour jouir d'une excellente santé et se livrer à ses instincts bachiques. Enfin, au point de vue de la récidive, je ne sais rien autre chose que la présence d'un petit ganglion que j'ai constaté il y a 15 mois. »

Nous voyons dans cette observation un épithélioma étendu de la lèvre inférieure et du maxillaire être enlevé largement et l'énorme perte de substance qui en résulta, se combler en grande partie sans aucune complication, sans accidents fébriles bien marqués. M. Verneuil fait remarquer que ces plaies cavitaires de la bouche, dont l'antisepsie est si difficile, pouvant être mieux désinfectées, quand on les laisse béantes, par des lavages réitérés, par des pulvérisations phéniquées, on se met plus sûrement à l'abri de la fièvre cavitaire, et de certains accidents septicémiques.

Nous voyons également que l'opérateur ayant aperçu des bourgeons charnus suspects, se hâta de les faire examiner au microscope. La récidive aurait été attaquée immédiatement si elle avait été constatée. Une chéiloplastie pratiquée immédiatement dans le cas précédent aurait demandé de nouveaux dégâts, la réunion des lambeaux aurait eu beaucoup à souffrir à cause des tiraillements et du voisinage d'une cavité anfractueuse formée par la plaie et par la bouche, difficile à désinfecter. La chéiloplastie tardive, au contraire, est devenue une opération beaucoup plus simple.

M. Faucon cita dans la même séance de la Société de chirurgie un autre fait de sa pratique, dans lequel, il fit également avec succès la cure en deux temps. Il s'agissait d'une tumeur congénitale du corps du maxillaire inférieur, chez un jeune enfant, et considéré par Magitot comme un cas de polygnathie chez l'homme (1). L'autoplastie tardive ne fut faite que cinq mois après l'ablation de la tumeur.

Dans la discussion qui eut lieu à la Société de chirurgie, à la suite de cette communication, M. Verneuil, rappela les avantages de la cure en deux temps et des restaura-

(1) Magitot. *Ann. de gynécologie.* Août, 1875.

tions tardives qu'il a préconisées depuis longtemps. Quelques faits rapportés par M. Le Dentu, quoique ayant donné des résultats variables, plaidaient également en faveur de l'expectation et de la restauration tardive. A cette époque, deux fois il avait fait l'ablation partielle du maxillaire ; dans un cas il réunit partiellement les téguments, et il resta un trou considérable ; mais la rétraction qui s'opéra consécutivement l'avait réduit à une toute petite fistule au moment où le malade sortit de l'hôpital. Dans le second cas, il avait enlevé tout le corps de l'os ; le malade fut pris d'érysipèle, bien qu'on n'eût tenté ni réunion, ni autoplastie. Néanmoins la rétraction spontanée amena une amélioration étonnante dans l'état des parties.

L'observation suivante que nous extrayons d'une clinique de M. Verneuil, insérée dans la Semaine médicale, ne prouve pas seulement l'importance des restaurations spontanées, mais elle montre aussi que, dans ces cas compliqués, quand plusieurs organes de la face ont été détruits, on peut faire la restauration tardive en plusieurs temps, d'après la manière de procéder de Dieffenbach.

OBSERVATION XII. — (Semaine médicale, 1882, n° 30.)

« Cet homme avait eu un épithélioma à l'intérieur du nez, qui lui avait mangé toute l'aile du nez en empiétant sur le lobule, la sous-cloison, dans une largeur considérable, une partie de la joue et la lèvre supérieure dans presque toute son étendue. La masse de la tumeur pouvait bien occuper en surface 4 à 5 centimètres carrés et elle s'étendait notablement en profondeur. J'enlevai tout cela au thermo-cautère.

La moitié du nez, le lobule, la sous-cloison, une partie de la joue, presque toute la lèvre supérieure disparurent; la perte de substance primitive avait une étendue considérable. On aurait certainement pu y loger une petite orange.

Si j'avais voulu procéder à la restauration immédiate de ces délabrements, il m'aurait fallu aller chercher des téguments et de la peau très loin et en très grande quantité; ajouter au délabrement opératoire d'autres délabrements. Je n'ai rien fait du tout. J'ai abandonné à la nature le soin de la cicatrisation.

Or, aujourd'hui, vous allez pouvoir vous assurer que ce qu'elle a fait n'est pas à dédaigner, elle a en partie comblé la perte de substance de la joue, de la lèvre supérieure; la portion restante du nez s'est un peu inclinée et aplatie vers les parties disparues et, en définitive, il ne reste plus qu'un trou peu considérable que vous pourriez boucher avec la pulpe de l'index.

J'ai examiné la cicatrice dans ces diverses parties, prêt à enlever ce qui pourrait me paraître suspect, et je n'ai rien trouvé. Je ne vois aucune trace de récidive.

Il n'y a donc plus rien qui m'arrête, je vais pouvoir commencer la restauration.

J'y procéderai en plusieurs temps; dans un premier temps, je restaurerai la lèvre supérieure sans m'occuper du reste. Lorsque la cicatrice sera complète, je trouverai dans cette lèvre un point d'appui solide qui me facilitera singulièrement la restauration ultérieure. J'irai alors chercher un petit lambeau sur la joue qui me permettra de restaurer le nez.

Je ne pourrai guère restaurer la sous-cloison à ce moment, mais peut-être pourrais-je le faire par la suite en empruntant un lambeau à la lèvre supérieure déjà restaurée. Avec nos méthodes actuelles de pansement, le bon état de nos salles, je n'ai guère à craindre d'autre complication que l'érysipèle, mais étant donné le bon état général du malade, les bons tissus, l'érysipèle serait bénin. »

Les observations rapportées plus haut nous montrent donc que, si dans certains cas la restauration spontanée reste insuffisante, l'autoplastie tardive est singulièrement facilitée. Nous avons vu que les manœuvres les plus simples de la méthode de Celse appliquées à la génoplastie et à la chéiloplastie suffisent dans ces cas pour achever la guérison.

Il est vrai que c'est par la même méthode que se font également, de nos jours, et dans la grande majorité des cas la génoplastie et la chéiloplastie immédiates. Depuis longtemps cette laxité des téguments de la joue et des lèvres, que nous avons vu tant faciliter l'autoplastie naturelle, la facilité avec laquelle ils se prêtent aux restaurations autoplastiques, ont été mises à profit par les chirurgiens, et la méthode ancienne a été de préférence appliquée à la réparation de ces organes; c'est elle qui a donné le plus de succès.

Mais quand les pertes de substance, à la suite d'ablation de cancroïdes, sont un peu étendues, l'application de cette méthode demande des dissections étendues, des décollements, des incisions libératrices, pour rapprocher les bords de la perte de substances, ou pour glisser sur elle des lambeaux plus ou moins grands, pris dans les régions voisines, les régions maxillaires et cervicales par exemple, d'après les procédés employés dans des circonstances diverses, par Franco, Gensoul, Roux (de St-Maximin), Serre, etc., pour les joues; par Chopart, Roux (de St-Maximin), Lisfranc, Dieffenbach, Sedillot, Malgaigne, etc., etc., pour les lèvres.

Quant à la méthode indienne et à la méthode italienne

appliquées à la chéiloplastie et la génoplastie elles ont souvent donné de mauvais résultats (Delpech, 1823, Dupuytren, 1829, prof. Roux, Graefe, etc.)

PAUPIÈRES

Les auteurs ont justement insisté sur l'importance de la restauration des paupières, surtout à cause de leur rôle capital dans la conservation de l'œil.

Le dessèchement de l'œil par cessation du clignement, l'action irritante de l'air et des poussières peuvent déterminer du côté de la conjonctive et de la cornée des lésions assez graves pour compromettre la vitalité de l'organe comme on l'observe dans certains cas de paralysie faciale et dans les difformités des paupières.

Aussi la blépharoplastie immédiate est elle considérée comme indispensable, après l'ablation de certains cancroïdes des paupières, par la plupart des chirurgiens, pour restaurer la forme et pour protéger immédiatement l'organe de la vision ; mais nous verrons que dans un grand nombre de cas, même en remettant la restauration palpébrale à une date ultérieure, on pourra à l'aide de certains moyens (blépharorrhaphie) protéger l'œil et arriver plus tard à une restauration satisfaisante des voiles palpébraux au point de vue de la forme et de la fonction. Nous verrons aussi que l'ablation même d'une paupière, sans avoir recours à ce moyen, ne détermine pas dans tous les cas, des lésions du côté de l'œil.

Et d'abord voyons jusqu'à quel point les paupières enlevées dans une plus ou moins grande partie de leur étendue, peuvent se réparer spontanément. En se reportant à la p. 31 de notre historique, on verra que Mackenzie et Laugier ont insisté sur l'inutilité de la blépharoplastie après l'ablation de la paupière inférieure cancéreuse et sur la facilité avec laquelle elle se reforme grâce à l'attraction des téguments de la joue, qui viennent s'unir à la conjonctive. Dans ces cas, on ne signale pas de lésions du côté de l'œil, la paupière supérieure ayant suffi très probablement pour protéger cet organe pendant la cicatrisation de la plaie.

Nous rapportons ici à titre de curiosité le résumé d'une observation de Gerdy, qui montre que les téguments voisins, grâce à leur laxité, peuvent jusqu'à un certain point reformer les paupières excisées en grande partie, et protéger le globe oculaire qui tend à se protéger lui-même par ses mouvements propres en se cachant sous les parties molles voisines. Le résultat plastique n'a pas été certainement très satisfaisant, et Gerdy aurait évité probablement la petite ulcération de la cornée s'il avait favorisé l'adhésion des paupières au lieu de l'empêcher.

OBSERVATION XIII (RÉSUMÉE). — (GERDY. *Journal de chirurgie de Malgaigne*, août 1844, p. 226.)

Dau..., 42 ans, cultivateur, entré à la Charité en février 1844. Quatre ans auparavant on avait enlevé chez ce malade une petite tumeur située un peu en dehors de l'angle externe de l'œil gauche, et on avait excisé le bord ciliaire des paupières pour la guérison de son trichiasis.

Il en résulta une diminution de diamètre transverse de l'ouverture palpébrale par agglutination du bord libre des paupières.

Le malade revient pour se faire opérer d'une récidive de sa tumeur (carcinome ?).

Au milieu de la paupière supérieure, tumeur du volume d'un haricot, dure et inégale à sa surface, soulevant la peau amincie, très adhérente mais non altérée de couleur. Le cartilage tarse semble compris dans son épaisseur. Muqueuse non altérée. Dans la paupière inférieure, maladie semblable, dans la partie interne du cartilage tarse. Excision de presque toute la paupière supérieure et d'une partie de l'inférieure, celle qui est occupée par la tumeur.

On double la partie externe du rebord cruenté résultant de l'excision de la paupière supérieure, avec la muqueuse, pour empêcher l'adhésion des paupières. Après l'opération le malade peut fermer complètement l'œil en fronçant les sourcils. Dans ce mouvement le sourcil du côté opéré et la peau sous-jacente s'abaissent assez pour recouvrir en totalité le globe de l'œil. Ce fait permet de douter de l'utilité de la blépharoplastie projetée d'abord, et elle n'est point faite. Une compresse d'eau froide est placée et maintenue sur l'œil par une bande peu serrée.

L'opération ayant eu lieu le 8 avril, dès le 20 du même mois, on a pu apprécier les résultats de l'opération. A la simple vue, il n'y a que peu de différence d'aspect entre les deux yeux ; l'œil gauche se ferme entièrement par un clignement légèrement forcé qui abaisse le sourcil et la peau sous-jacente.

Si le clignement est léger, les deux paupières ne sont pas tout à fait en contact ; elles sont séparées en un point, par un intervalle de 2 millimètres environ. Néanmoins la cornée transparente se trouve garantie par un mouvement coïncidant de l'œil en haut, en sorte que la sclérotique est seule apparente dans l'interstice des paupières.

Ce mouvement de clignement se renouvelle sans peine et

naturellement, chaque fois que se ferme l'œil du côté opposé. Pendant les derniers jours d'avril, la cicatrisation du bord palpébral, complète dans les trois quarts externes, se termine vers la partie interne.

On distingue aussi sur la moitié interne de la cornée une ulcération qui avait échappé jusque-là.

Le 8 avril, diamètre de l'œil droit, d'un angle à l'autre, deux centimètres et demi; diamètre de l'œil gauche, deux centimètres.

Hauteur de la paupière supérieure droite, trois centimètres depuis l'arcade sourcilière et le bord inférieur du sourcil jusqu'au bord palpébral. La hauteur de la paupière gauche comprise entre ces limites est d'un centimètre seulement.

Le 8 avril, le malade pourrait sortir de l'hôpital; il n'y reste que pour attendre la guérison de la légère ulcération de la cornée.

Cette observation prouve, dit Gerdy, que la paupière supérieure tout entière et une partie de la largeur de l'inférieure peuvent être enlevées ou détruites sans que l'on soit obligé de réparer cette perte par de nouvelles paupières, au moyen de l'opération douloureuse de la blépharoplastie; que la nature convenablement secondée peut alors guérir le mal sans que l'œil reste exposé à l'air et à la lumière, sans qu'il y ait aucun larmoiement, bien que le prétendu canal palpébral, manque alors assurément, bien même que les points lacrymaux se trouvent oblitérés ou du moins ne soient plus visibles..., etc.

Voici encore une observation, citée par Mackenzie, qui montre bien qu'après l'excision du tiers interne des paupières pour un cancroïde, ces parties se restaurèrent spontanément et il n'en résulta aucune difformité; il est évident que dans ce cas, comme dans le cas précédent, les partisans des restaurations immédiates auraient fait la blépharoplastie.

OBSERVATION XIV. — (MACKENZIE. *Mal. de l'œil*, trad. française par Warlomont et Testelin, 1854, t. I, p. 192.)

Tumeur cancéreuse occupant le tiers interne des deux paupières, la caroncule lacrymale et la commissure interne et se prolongeant jusque sur le dos du nez ; elle était de plus unie à la conjonctive et au globe de l'œil.

Ablation en cernant les parties malades par des incisions. Le tiers interne des paupières fut enlevé en totalité et le procédé ingénieux employé par Graefe lui permit de ne pas extirper le globe oculaire dont une grande partie restait à découvert après l'opération. Pansement à plat à l'eau tiède.

A la grande satisfaction de toutes les personnes intéressées, ajoute l'observateur, les paupières s'allongèrent. Au bout de trois semaines les paupières se trouvèrent réunies par la cicatrice, de telle façon, qu'il n'existait aucune difformité et que l'œil se trouvait bien recouvert. Le malade n'eut pas de larmoiement malgré la destruction des premières voies lacrymales.

L'observation suivante due à Daviel, n'est pas moins intéressante, car elle montre que les téguments surciliers peuvent contribuer à la restauration spontanée de la paupière supérieure aussi bien que ceux de la joue à la restauration de la paupière inférieure.

OBSERVATION XV. — (In MACKENZIE, trad. par Laugier et Richelot, p. 111.)

Daviel fut appelé à Bordeaux auprès d'une religieuse âgée de 45 ans, pour une tumeur qu'elle portait depuis 20 ans sur la paupière supérieure droite. Récidivée après une première extirpation. Daviel ayant alors passé sous la paupière supérieure une aiguille courbe armée d'un fil ciré, avec lequel il souleva la paupière et la tumeur, il excisa celle-ci avec une paire de ciseaux courbes aussi loin qu'il put sous la voûte orbitaire. Bien que *la paupière ait été excisée très haut*, l'œil est resté sain et remplissait bien ses fonctions. Daviel revit sa malade au bout de dix ans; sa santé s'était soutenue, *la peau descendait très bas au devant de la cornée*, en sorte que le globe de l'œil était presque entièrement caché, et *ressemblait à une paupière dénuée de cils*.

Dans les observations qui précèdent il s'agissait de la perte d'une plus ou moins grande partie des paupières dans toute leur épaisseur, le cartilage tarse compris. Dans d'autres cas ce véritable squelette des voiles palpébraux peut ne pas être intéressé, comme dans les pertes de substance qui résultent de l'ablation de cancroïdes superficiels. La paupière est dédoublée, les parties molles qui se trouvent au-devant du cartilage tarse sont seules enlevées. Le même fait s'observe également dans des cas d'érysipèles gangréneux et de pustules malignes atteignant ces organes; après la chute des eschares il reste des pertes de substance en surface, plus ou moins étendues. Depuis longtemps on a remarqué que l'autoplastie naturelle se produit très facilement dans ces cas; les téguments voisins sont facilement attirés et viennent combler la perte de substance. La rétraction cicatricielle peut ainsi ne pas exercer trop vivement son influence, et l'ectropion est évité. En voici deux exemples :

Observation XVI. — (Pierre. *Th. de Paris*, 1851, p. 188.)

Plaie occupant la paupière supérieure dans toute son étendue et produite par la chute d'une eschare ayant intéressé la peau de cette région. On pensa que le mal pouvait être guéri par ce que *Blandin* appelait *l'autoplastie spontanée*. Pansement à plat en prenant la précaution, à chaque pansement, d'attirer fortement en bas la paupière supérieure.

Guérison sans difformité.

Observation XVII (personnelle). — *Epithélioma de la paupière inférieure droite. — Ablation. — Pas de blépharoplastie. — Guérison.*

Bég..., 37 ans, vigneron, entre à la Pitié dans le service de M. Verneuil, salle Michon, n° 57, le 12 novembre 1884.

Les antécédents héréditaires ne présentent rien de particulier.

Depuis l'âge de 24 ans, époque à laquelle il a eu la variole, il est atteint d'une blépharo-conjonctivite chronique. Peu à peu, il se produisit un ectropion de la paupière inférieure gauche.

Il y a six mois un petit bouton recouvert de croûtes que le malade arracha souvent, se montra sur la face antérieure de la paupière inférieure droite à un demi-centimètre environ du grand angle de l'œil.

Le malade présente actuellement une petite tumeur dure, recouverte de croûtes, ayant le volume d'une grosse noisette (2 centim. de hauteur, 2 centim. de largeur) et occupant les deux tiers externes environ de la paupière inférieure droite. Son bord supérieur se trouve immédiatement au-dessous du bord ciliaire qui est élargi et renversé au dehors et en bas.

Conjonctivite assez marquée et gonflement de la paupière supérieure.

Pas d'engorgement ganglionnaire. Ablation de la tumeur au bistouri le 15 novembre. Il en résulta sur la paupière inférieure une perte de substance de plus de trois centim. de longueur sur 1 centim. et demi de hauteur.

Le bord supérieur de cette plaie, qui occupe toute l'étendue de la paupière inférieure, longeait le bord ciliaire. On ne fit aucune restauration de la plaie. Pas de blépharorrhaphie. La réparation spontanée se fit sans accident et le malade sortit complètement guéri 12 jours après l'opération, portant une cicatrice à peine visible et un léger degré d'ectropion comme avant l'opération.

Si les faits précédents montrent que des pertes de substance des paupières peuvent se réparer sans qu'on ait recours à la blépharoplastie et sans qu'on ait à regretter des déviations palpébrales dues à la rétraction cicatricielle, il n'en est pas moins vrai qu'il faut toujours craindre ces déviations. On ne doit donc pas laisser la restauration spontanée se faire toute seule, mais tâcher de prévenir dans un grand nombre de cas les mauvais effets de la rétraction modulaire en pratiquant une *blépharorrhaphie préventive*. Grâce à ce moyen aussi, l'œil n'est pas à découvert, et exposé au contact irritant du pansement, des sécrétions de la plaie, etc.

On sait que c'est à Mirault (d'Angers) (1) qu'on doit ce merveilleux procédé dit par *fusion temporaire des paupières* et qu'on désigne encore sous le nom de *tarsorrhaphie*. C'est contre l'ectropion que son auteur l'a d'abord proposé. La blépharorrhaphie aidée ou non de la libéra-

(1) Mirault (d'Angers). *Nouv. méth. pour la cure de l'ectropion.* Ann. d'ocul., 1851, t. XXV, p. 121.

tion des paupières, suivant les cas, comme traitement de l'ectropion, a été employée souvent avec succès et M. Verneuil a beaucoup insisté sur les avantages de ce procédé, dans une discussion très importante qui eut lieu sur ce sujet à la Société de chirurgie en 1871 (1), non seulement pour les cas légers mais aussi pour les cas graves dans lesquels il le préfère à la blépharoplastie qui échoue souvent. Notre excellent maître, M. Panas, qui a vanté également les bons effets de la blépharorrhaphie, a fait quelques réserves pour certains cas graves. Quoi qu'il en soit des autres avantages de la blépharorrhaphie, sur lesquels nous n'avons pas à insister, nous devons ajouter qu'elle constitue souvent un complément indispensable aux autres procédés de blépharoplastie. « Grâce à elle, dit M. Panas, bien des procédés autoplastiques qui seraient destinés à échouer réussissent à merveille, et nul plus que Denonvilliers n'a contribué à rendre cette vérité indiscutable. » Il considère la blépharorrhaphie comme un perfectionnement de premier ordre apporté par Mirault dans la pratique des opérations anaplastiques des paupières (2).

Mais la blépharorrhaphie n'est pas moins importante quand après l'ablation des épithéliomas palpébraux on laisse à la restauration spontanée le soin de combler les pertes de substance et de reformer les paupières.

L'observation suivante en est la preuve :

(1) *Bull. de la Soc. de chir.*, t. XII.
(2) PANAS. *Article Paupières* du Dict. de méd. et de chir. pratiques, t. XXVI.

OBSERVATION XVIII. — *Adénome sudoripare de la paupière inférieure. — Extirpation. — Blépharorrhaphie. — Pas de blépharoplastie. — Guérison. — Pas d'ectropion* (1). VER-NEUIL. *Mém. de chir.*, t, I, p. 449.

Homme de 47 ans, très bien portant mais atteint depuis de longues années d'un adénome sudoripare de la paupière inférieure. L'ulcération quoique superficielle couvrait toute la partie moyenne de la paupière et descendait jusque sur la joue.

Pour en faire l'extirpation bien complète, on dut décortiquer presque toute la paupière inférieure et même réséquer toute l'épaisseur de ce voile vers son milieu, de sorte qu'il y avait là une perte de substance en forme de V dont les branches, au niveau du bord palpébral libre, étaient écartées de 8 millimètres environ. Je commençai par réunir, à l'aide de deux points de suture, les côtés de ce coloboma, puis ayant avivé le reste du bord palpébral inférieur et le bord de la paupière supérieure, je fis la blépharorrhaphie complète (sauf naturellement au niveau des deux commissures, où l'on laissa autant que possible deux petits pertuis pour l'écoulement des larmes).

La surface saignante offrait des dimensions considérables, environ trois centimètres dans le sens vertical, un peu moins dans le sens horizontal. Néanmoins elle se combla avec une extrême rapidité, à ce point que vingt-six jours après l'opération, on aurait pu croire que les téguments de la joue avait été séparés des os et mobilisés. Je n'avais cependant pratiqué ni autoplastie ni même d'incision libératrice.

Je comptai sur la contraction incessante du releveur de la paupière supérieure pour tirer continuellement le tissu inodulaire constituant la paupière inférieure et pour en épuiser la rétractibilité. Mais je me serais bien gardé de désunir à ce

(1) Ce malade fut présenté à la Soc. de chirurgie en 1871.

moment la suture. Je ne voulais rien faire avant trois mois et même à cette époque si la bride cicatricielle s'était montrée tendue, j'aurais sans doute employé pour la relâcher le procédé de Wharton Jones qui convient si bien à l'ectropion limité.

Le malade reprit ses occupations et revint me trouver au mois d'octobre. Je constatai une légère récidive du mal au niveau de la partie moyenne du bord libre de la paupière inférieure ; en ce point existait une petite ulcération recouverte d'une croûte et large de 4 millimètres environ.

J'obtins la guérison par deux applications d'acide chromique et naturellement je laissai les paupières réunies.

En janvier, les parties étaient en si bon état, les téguments si souples, la cicatrice si peu apparente, que je me décidai à désunir les paupières à leur partie moyenne dans l'étendue d'un centimètre.

L'ouverture ovalaire ainsi produite permettait facilement la vision.

Deux mois plus tard aucune tendance à l'ectropion ne se manifestant, je divisai le pont interne qui persistait entre cette ouverture centrale et la commissure interne. L'ouverture ainsi agrandie découvrait presque tout le globe de l'œil. J'en restai là. Du reste le léger ankyloblépharon qui persistait en dehors n'avait rien de choquant et le malade se déclarait très satisfait.

Je l'ai revu depuis et le bon résultat ne s'est point démenti.

Comme on le voit, on peut donc enlever les épithéliomas superficiels des paupières sans se préoccuper de la restauration immédiate de la perte de substance, pourvu qu'on fasse la blépharorrhaphie et qu'on ne désunisse les paupières que quand le pouvoir rétractile de la cicatrice est épuisé. On prévient ainsi l'ectropion. La peau de la joue, s'il s'agit de la paupière inférieure, vient, dans ces cas, d'autant plus facilement combler la perte de substance qu'elle est attirée à chaque instant par la paupière supérieure. Si dans ce fait on avait fait la blépharoplastie et si la tumeur récidivée avait dû être enlevée encore par l'instrument tranchant, une nouvelle autoplastie devenait nécessaire. Dans tous les cas le résultat n'eut été si bon, ni obtenu à si peu de frais qu'il l'a été grâce à la restauration spontanée aidée par la blépharorrhaphie.

La restauration immédiate du coloboma résultant de l'excision d'une petite partie de la paupière, était naturellement indiquée. Dans ce cas comme dans les cas analogues de petites anaplasties immédiates partielles qui ne compliquent nullement l'opération doivent être faites, dans le but de prévenir une difformité certaine. Nous avons dit en commençant que le chirurgien doit, parfois, aider la restauration naturelle. On agit de même quand après l'ablation d'un épithélioma de la joue intéressant la commissure labiale, on rétablit sur-le-champ cette dernière par deux ou trois points de suture et on laisse béante la plaie de la joue.

Voici enfin un fait qui montre d'une manière évidente et les avantages de la cure en deux temps des épithéliomas palpébraux et l'importance de la blépharorrhaphie dans ces cas.

OBSERVATION XIX (INÉDITE). — *Epithélioma du grand angle de l'œil gauche envahissant en partie les paupières, la racine du nez, et pénétrant profondément dans l'orbite.—Ablation. — Pas de restauration immédiate. — Autoplastie secondaire. — Guérison.* (Communiquée par nos excellents collègues LYOT et SÉBILEAU, internes des hôpitaux.)

X..., 40 ans, domestique, entre le 28 avril 1886 à l'hôpital St-Louis, salle Denonvilliers, n° 72, service de M. Le Dentu.

Début par un petit bouton à l'angle interne de l'œil gauche, il y a 4 mois.

Actuellement on constate l'existence d'une ulcération profonde, fongueuse, à bords irréguliers, indurés, taillés à pic, et envahissant la caroncule lacrymale jusqu'au globe oculaire, le tiers interne de la paupière inférieure et la racine du nez. La vue du côté malade est normale. Les mouvements de l'œil sont conservés. Douleurs insignifiantes. Hémorrhagies peu abondantes mais fréquentes.

Opération le 6 mai par M. Le Dentu. Chloroformisation.

On fait d'abord une incision circonscrivant l'ulcération; puis, on poursuit la dissection des parties envahies vers la profondeur de l'orbite. La partie interne du globe oculaire, les muscles de l'œil, sont pour ainsi dire disséqués et mis à nu. Le tissu morbide est poursuivi presque jusqu'au sommet de l'orbite. Pour compléter l'ablation du mal on rugine la face interne de l'orbite et l'os propre du nez. Il résulte de cette opération la formation d'une plaie profonde dont la partie superficielle présente une étendue un peu plus grande qu'une pièce de deux francs. Elle répond à l'angle interne de l'œil, à la caroncule lacrymale, la racine du nez, l'extrémité interne de la paupière supérieure et le tiers interne de la paupière inférieure qui a été enlevé. Pour éviter des accidents du côté du globe oculaire la partie restante des paupières est réunie par une blépharorrhaphie. Tampon d'iodoforme dans la cavité opératoire.

Les jours suivants la plaie bourgeonne peu à peu dans la profondeur et se comble en conservant le meilleur aspect.

30 juin. Il reste au niveau de l'angle interne de l'œil une plaie rougeâtre, de la grandeur d'une pièce d'un franc, lisse, sans tendance au bourgeonnement et qui prend peu à peu l'aspect de la muqueuse conjonctivale.

15 juillet. La malade sort de l'hôpital et promet de revenir dans deux ou trois mois pour subir une restauration autoplastique. La malade rentre en novembre. La plaie qui n'a plus que les dimensions d'une pièce de cinquante centimes environ est lisse et ressemble jusqu'à un certain point à la surface conjonctivale un peu congestionnée. Elle répond au grand angle de l'œil et à la partie interne de la paupière inférieure.

3 novembre. M. Le Dentu pratique la blépharoplastie secondaire. Il commence par circonscrire, en partie, la petite surface qui représente la plaie par une incision, de façon à former un petit lambeau muqueux, pour ainsi dire, qu'il peut replier sur lui-même et former avec lui un cul-de-sac conjonctival interne. Il en résulte une nouvelle petite plaie, répondant en grande partie à l'extrémité interne de la paupière inférieure, qui est comblée à l'aide d'un petit lambeau, de l'étendue d'une pièce de 50 centimes environ, allongé en raquette, emprunté à la partie interne de la région sourcilière et qu'on fait basculer sur la perte de substance. Ce petit lambeau cutané répond par sa surface saignante à la surface saignante du petit lambeau muqueux signalé plus haut, qu'il recouvre et avec lequel il est réuni.

La circonférence du petit lambeau cutané est fixée à l'aide de 5 ou 6 points de suture en fil. On introduit sur son bord supérieur un petit bout de drain très fin et on réunit enfin à l'aide de 4 ou 5 points de suture en fil la plaie résultant de l'emprunt du lambeau autoplastisque. La vue est bien conservée, l'œil en très bon état.

Le 6. Nous voyons la malade. La réunion se fait très bien.

Peu de temps après la malade quittait l'hôpital complètement guérie. M. Le Dentu fit la désunion des paupières en plusieurs séances et le résultat total de l'opération a été des plus
satisfaisants.

Dans les cas où l'ablation d'un épithélioma nécessite
l'excision complète d'une partie des paupières, on peut
remettre, comme dans ce fait, à une date ultérieure l'autoplastie, pourvu qu'on protège l'œil par la blépharorrhaphie; de cette façon, la cicatrisation se fait sans qu'on ait
à craindre des déviations de la partie restante des paupières, sans qu'il survienne des accidents du côté du globe
oculaire. Et, comme toujours, la restauration spontanée
peut diminuer considérablement l'importance de la blépharoplastie tardive, ce qui n'est pas à dédaigner, car on
obtient difficilement de bons résultats avec les blépharoplasties immédiates et on s'expose souvent à des accidents.

Nous devons ajouter que la suture des paupières ne
doit pas être complète; on conseille de laisser l'angle
interne et l'externe sans suture, pour l'écoulement des
larmes. L'ankyloblépharon artificiel créé par cette suture
ne doit être débridé que tardivement, au bout de plusieurs
mois, d'un an et même plus, suivant les cas, et quand le
tissu de cicatrice a épuisé sa rétractilité. Il doit de plus
être fait graduellement et dans plusieurs séances.

Grâce à ce moyen, on peut enlever de larges cancroïdes
superficiels des paupières, sans avoir recours à la blépharoplastie immédiate. On peut exciser une partie des paupières, suturer le reste, pour protéger l'œil, et n'intervenir
que tardivement pour rétablir complètement la forme.

Dans le cas d'excision de la paupière inférieure, qui est le plus souvent envahie par l'épithélioma, on pourrait, si on croyait nécessaire de le faire, pour la protection de l'œil et le résultat de l'opération, suturer le bord ciliaire avivé de la paupière supérieure, avec rebord cruenté résultant de l'excision de l'inférieure. Les téguments de la joue attirés par la paupière supérieure, aideraient à la restauration de la paupière inférieure; la tâche du chirurgien se trouverait ainsi simplifiée, s'il devait intervenir ultérieurement pour obtenir une restauration plus parfaite.

Nous n'avons pas la prétention d'indiquer la conduite à tenir dans tous les cas qui peuvent se présenter. Nous avons voulu seulement montrer que, dans un grand nombre de cas, on ne doit pas dédaigner les services réellement importants que peut rendre la restauration spontanée d'une plaie résultant de l'ablation d'un épithélioma palpébral, étant donné surtout les accidents et les insuccès plastiques fréquents des blépharoplasties, surtout entre des mains moins exercées que celles de chirurgiens qui se sont fait une spécialité de ces sortes d'opérations.

La blépharoplastie a fait beaucoup de progrès depuis les tentatives de Dzondi, de Graefe et de Fricke, grâce aux travaux de Dieffenbach, Blasius, Hasner, Denonvilliers, Burow, Serre, Knapp, etc., etc.

Les nombreux procédés de blépharoplastie appartiennent, les uns à la méthode indienne (Fricke, etc.) les autres à la méthode ancienne et se font par glissement de lambeaux (Dieffenbach, etc.). Les procédés par pivotement (Denonvilliers) tiennent la place entre les deux (1).

Malgré tous les perfectionnements apportés à cette branche de l'autoplastie, les ophthalmologistes sont loin d'être satisfaits des résultats obtenus. « Quelque ingénieuse que soit la méthode employée, disent de Wecker et Landolt (1), transplantation de lambeaux par torsion ou glissement, tous ces procédés ont l'inconvénient d'exposer à une rétraction cicatricielle fâcheuse des lambeaux employés qui s'œdématient facilement, qui tombent par leur seul poids et manquent alors leur double but, qui est de protéger l'œil et de remédier à la difformité survenue dans le visage.

« Pour la paupière supérieure, la chute du lambeau, privé de toute action musculaire, peut devenir bien plus pénible encore, en masquant la cornée et en forçant le malade à remplacer par les doigts l'action du releveur qu'il a perdu. A-t-on le malheur de ne pas obtenir une réunion par première intention et que la suppuration détruise, en partie ou en totalité, les lambeaux empruntés, alors au lieu de procurer un soulagement au malade, on aura aggravé sa situation. C'est pour ces raisons que nous engageons si vivement à s'adonner au perfectionnement des méthodes de greffes, qui ont l'avantage précieux, sur tous les procédés de blépharoplasties, de ne jamais exposer le chirurgien à rendre plus fâcheuse la situation de son malade. »

(1) M. BERGER employa avec succès la méthode italienne dans un cas d'ectropion. *Bull. de la Soc. de chir.*, 1881, p. 678.

(2) DE WECKER ET LANDOLT. *Traité complet d'ophth.*, t. I, p. 234.

En dehors des déformations des lambeaux blépharo-plastiques qui peuvent se transformer en bourrelets difformes, leur gangrène a été souvent observée et l'érysipèle très fréquent autrefois, s'observe encore de temps à autre après ces opérations.

Dans ces derniers temps on a fait des essais nombreux de blépharoplastie par greffe autoplastique ou hétéroplastique (Lefort (1), Wollf, etc). Les uns préconisèrent l'emploi, pour combler les pertes de substance des paupières, de petits lambeaux dermiques *en mosaïque* (2) sur la plaie *bourgeonnante* ou sur *surfaces cruentées* (3) : si l'on échoue, on peut faire la greffe médiate sur la plaie bourgeonnante (de Wecker). D'autres employèrent, et assez souvent avec succès, de grands lambeaux cutanés, complètement détachés, aussi grands que la plaie et pris sur l'avant-bras. Nous renvoyons pour plus de détails au rapport que M. Monod (4) fit sur ce sujet à la Société de chirurgie, à propos d'un cas dû à M. Meyer, et dans lequel une grande perte de substance occupant le grand angle de l'œil et une partie des deux paupières et résultant de l'ablation d'un cancroïde, fut comblée, avec succès, avec un lambeau cutané pris sur l'avant-bras.

Quoi qu'il en soit, quand on abandonne les pertes de substance résultant de l'ablation des cancroïdes palpébraux, à la restauration spontanée, aidée ou non par la blépharorrhaphie et complétée s'il est nécessaire par une

(1) *Bull. de la Soc. de chir.*, 31 janv. 1872.
(2) DE WECKER. *Ann. d'ocul.*, t. LXVIII, p. 63.
(3) OLLIER. *Bull. de l'Acad. de méd.*, 1872.
(4) *Bull. de la Soc. de chir.*, 1881, p. 647.

petite blépharoplastie tardive, on peut surveiller la cicatrisation et attaquer dès son début la récidive qui, autrement, envahirait les lambeaux autoplastiques et ferait
perdre tous les avantages qu'on a cherché à obtenir en
pratiquant une blépharoplastie immédiate par n'importe
quel procédé.

NEZ

La rhinoplastie, qui a donné le jour à la chirurgie plastique, en constitue aussi une des parties les plus importantes. Le nez joue un rôle privilégié dans l'aspect de la
physionomie et les moindres difformités de cet organe
sont tellement choquantes que de tout temps on s'est
préoccupé de leur restauration.

On doit autant que possible, dans l'ablation des tumeurs
de cet organe, respecter certaines parties du squelette
nasal, si elles ne sont pas atteintes par le mal, de façon à ce
que fournissant un support utile au lambeau transplanté
on évite des déformations ultérieures et on obtienne un
résultat satisfaisant. Larrey, Bouisson (de Montpellier)
ont insisté sur ces faits. Ce dernier a proposé, dans ces cas,
de respecter autant que possible la cloison, de soutenir
les lambeaux avec les portions saines des fibro-cartilages
des ailes du nez et de donner un support cartilagineux
au bord inférieur du lambeau, pour assurer la régularité de
narines. C'est ce qui a été fait dans l'obs. XXIX. Bouisson
après Lisfranc a insisté sur la possibilité de garder, au
moins, quelques débris de la charpente fibro-cartilagi-
neuse du nez, après l'ablation des épithéliomas cutanés

de cet organe, étant donné la bénignité relative et la lenteur d'évolution de ces cancroïdes qui sont habituellement des épithéliomas sudoripares (Verneuil). Voici ce que dit, à ce sujet, Lisfranc (1) dans son mémoire sur *les cancers superficiels que l'on croyait profonds*. « Les ailes du nez, le lobule de cet organe, semblent souvent affectés de cancer profond ; j'ai montré à ma clinique de la Pitié que *presque toujours ces carcinomes avaient épargné les cartilages*, et que par une dissection soignée on évitait l'ablation d'une partie de l'organe. »

Si, dans les cas où la charpente du nez n'est pas très endommagée, le résultat des rhinoplasties peut être meilleur, au point de vue plastique, on peut aussi laisser, avec beaucoup d'avantage, la restauration de ces plaies à la cicatrisation spontanée qui s'en acquitte fort bien, et se dispenser de la rhinoplastie.

Voici ce que dit Lisfranc à propos de la cicatrisation spontanée après l'ablation des cancers superficiels du nez : « La peau qui borde la solution de continuité produite par l'opération, jouit de fort peu de mobilité ; elle ne cède pas aux tractions que la cicatrice exerce sur elle, d'où naît une cicatrisation à laquelle les téguments ne concourent pour ainsi dire pas. Ayez la précaution de réprimer souvent les bourgeons charnus avec le nitrate d'argent, et la difformité sera à peine appréciable ; la rougeur du tissu inodulaire est bientôt remplacée par une teinte un peu plus blanche que celle de la peau, *qui semble d'ailleurs pour ainsi dire n'avoir éprouvé aucune déperdition de substance* ».

(1) LISFRANC. Clin. chir. de la Pitié, t. 1, 1841.

Dans ces cas surtout, quand il s'agit de la moitié inférieure du nez, la peau n'est pas attirée par la rétraction inodulaire aussi facilement qu'ailleurs. L'autoplastie naturelle, en d'autres termes, est moins évidente, à cause de l'adhérence de la peau aux parties profondes ; une partie de la plaie est comblée par le tissu de cicatrice.

L'observation suivante, due à M. Verneuil est un exemple de ce fait.

OBSERVATION XX (RÉSUMÉE). — *Adénome sudoripare ulcéré du lobule du nez (noli me tangere). — Extirpation sans autoplastie. — Guérison.* (VERNEUIL. *Mém. de chir.*, t. I., p. 397.)

Un vieillard de 66 ans, robuste et jouissant d'une très bonne santé, vint me consulter à l'Hôtel-Dieu, pendant le mois de septembre 1856 ; il portait au bout du nez un cancroïde, qui remontait à huit années. Il avait débuté par un petit bouton indolent, qui s'était couvert d'une croûte ; à plusieurs reprises cette croûte avait été arrachée, s'était reproduite, et, comme le mal ne guérissait pas, deux ans après son apparition, notre homme était venu réclamer les conseils de M. Phil. Boyer.

Une application de pâte arsénicale avait été faite et avait amené promptement la guérison.

Quatre ans plus tard le mal avait récidivé dans la cicatrice ; une nouvelle ulcération recouverte de croûtes s'était formée et, après quelques moyens insignifiants, une nouvelle application de caustique avait été faite avec succès.

Un an après, nouvelle récidive.

. . . .

La peau du visage présente cette altération générale particulière à la plupart des sujets qui sont affectés de *noli me tangere.*

La surface entière du lobule est occupée par une croûte assez dure, inégale et peu adhérente, séparée des couches sous-jacentes par une petite quantité d'un fluide puriforme. En soulevant cette croûte, on découvre une surface ulcérée, mamelonnée, d'un rose jaunâtre qui ne s'étend point en profondeur et qui, au contraire, paraît recouverte de végétations charnues d'une nature particulière. Le mal fait d'ailleurs, au-dessus du niveau des parties environnantes, une saillie qui dépasse à peine 2 ou 3 millimètres ; les bords de l'ulcération sont taillés brusquement, légèrement soulevés en talus du côté des parties saines et entourés d'un liséré rouge de 2 ou 3 millimètres de largeur. Dans le voisinage, la peau est adhérente aux couches profondes, ce qui, du reste, est naturel dans cette région.

Au pourtour de l'ulcération se voient un bon nombre de petits points blancs, gros comme la tête d'une petite épingle, qui ne sont autres que les glandes sébacées, si volumineuses dans cette région, et qui sont hypertrophiées par voisinage. Je diagnostiquai une ulcération entée sur une hypertrophie des glandes sudoripares ; nulle trace d'engorgement ganglionnaire. En raison des deux récidives précédentes, une extirpation complète était devenue indispensable. Je cernai donc avec le bistouri toute la partie malade en m'éloignant suffisamment de ces limites, puis je détachai une petite plaque de la peau en disséquant avec précaution, de manière à ne point intéresser le cartilage du lobule. Plusieurs artérioles d'un petit volume donnèrent du sang et gênèrent l'opération, qui fut assez longue et assez douloureuse. Je mis complètement à nu l'extrémité antérieure des cartilages des ailes du nez, des applications d'eau froide et la compression à l'aide des doigts suffirent pour arrêter l'écoulement sanguin. *La perte de substance était large, mais je ne songeai point à la combler par l'autoplastie, qui aurait nécessité des incisions et des décollements assez considérables en raison de la fixité de la peau du dos du nez. Le malade retourna chez lui. Je conseillai des applications d'eau fraîche pendant quelques jours pour tout pansement, puis un petit lambeau de baudruche fut placé sur la plaie et la cicatrisation s'opéra au-dessous de lui. Il ne fallut pas moins de trois semaines pour amener la guérison ; ce qui s'explique, car les cartilages qui formaient le fond de la plaie sont peu propres à engendrer des bourgeons charnus.

Aucun accident, néanmoins, n'entrava la guérison et l'alitement ne fut pas nécessaire un seul jour. L'examen microscopique de la tumeur a démontré l'exactitude du diagnostic. En rasant par la dissection le cartilage nasal on avait très suffisamment dépassé les limites du mal........................

. . . .

J'ai revu le malade tout récemment. La guérison ne s'est pas démentie ; la cicatrice qui s'est faite de toute pièce est mince, lisse, un peu plus pâle que les parties voisines ; elle adhère au cartilage. Elle est moitié moindre environ que la plaie d'extirpation, mais ne présente rien de choquant. Elle ressemble à une légère cicatrice de variole ou de brûlure. Le malade est très satisfait du résultat.

« Ceci, ajoute M. Verneuil, me confirme dans l'idée qu'après l'extirpation des tumeurs superficielles du nez, quand elles ne sont ni trop étendues, ni trop rapprochées du sillon génal, et qu'enfin l'extirpation n'entame pas les cartilages, on peut négliger le secours de l'autoplastie sans avoir à redouter une difformité consécutive fâcheuse. »

Aussi « *Toutes les fois qu'il existe une perte de substance aux téguments du nez sans perforation du cartilage et que cette perte de substance n'est pas très étendue, on peut abandonner la cicatrisation aux seuls efforts de la nature sans tenter ni réunion immédiate ni apport d'un lambeau cutané* ». Dans les cas de perte de substance plus étendue une restauration tardive deviendrait très simple et efficace.

Dans une autre catégorie de faits, le squelette fibro-cartilagineux du nez doit être entamé pour que l'ablation de l'épithélioma soit complète. Dans ces cas il reste après la cicatrisation complète une difformité définitive, une perte de substance de l'aile du nez, par exemple, une perforation sur le dos ou les faces latérales du nez, etc. Dans ces cas, aussi, la restauration spontanée peut rendre de grands services en réduisant très notablement l'étendue de la plaie primitive et rendant ainsi la rhino-plastie tardive plus simple et plus efficace.

Voici des faits à l'appui :

OBSERVATION XXI. — (VISSAGUET. *Th. P.*, 1887, p. 71.)

Le 23 mars, une nommée W. Marie, entre à l'hôpital de la Pitié, salle Saint-Augustin. Cette femme, âgée de 54 ans, avait été opérée il y a cinq ans par M. Verneuil, d'un épithé-lioma de la face qui avait envahi le côté droit du nez. D'une plaie énorme qu'avait nécessité l'ablation de cette tumeur, il ne reste plus aujourd'hui qu'une perte de substance de un à deux centimètres carrés, située sur l'aile du nez et la partie moyenne de cet organe. M. Verneuil craignant un érysipèle, à cause de la saison, remet la rhinoplastie facile qui reste à faire et conseille à la malade de porter en attendant un appareil prothétique.

OBSERVATION XXII (PERSONNELLE)

Col..., 73 ans, journalière, entrée le 17 mai 1884, à l'hôpital de la Pitié, salle Lisfranc, n° 5, service de M. Verneuil. —

Adénome sudoripare de l'aile du nez. Ablation. Pas de rhinoplastie. Récidive. — Début il y 5 ans par un petit bouton rouge couvert de croûtes sur l'aile droite du nez. La première ablation pratiquée par M. A. Guérin, à l'Hôtel-Dieu laissa une petite cicatrice sur l'aile du nez. Récidive il y a huit mois.

Actuellement ulcération serpigineuse à bords indurés, irréguliers, recouverts de croûtes, et ayant rongé toute l'aile du nez. La peau environnante est rouge et adhérente. Pas d'adénopathie. L'ablation pratiquée par M. Verneuil laisse sur la face droite du nez une perte de substance triangulaire à base inférieure, de trois centimètres et demi de longueur sur trois centimètres de largeur.

Le côté gauche du triangle suit la ligne médiane du nez, le côté droit suit la direction du sillon naso-labial. Dans l'aire de la moitié supérieure du triangle, le cartilage de l'aile du nez et, en partie, le cartilage latéral sont mis à nu. Dans la moitié inférieure il existe une large échancrure mettant à nu la cloison, le cartilage de l'aile du nez étant rongé à ce niveau.

Pansement antiseptique.

La malade était en très bonne voie de réparation quand elle quitta l'hôpital pour revenir plus tard afin de subir une autoplastie tardive.

Février 1886. La malade rentre en pleine récidive avec une ulcération analogue à la première ; elle a été prise subitement de fièvre et est morte dans un service de médecine d'une affection médicale.

Voici enfin des cas qui montrent combien l'expectation a facilité la rhinoplastie tardive qui a été faite.

Observation XXII. — *Épithélioma sudoripare de l'aile du nez et de la joue. — Ablation. — Érysipèle à évolution rapide. — Rhinoplastie tardive* (par Verneuil, Mém. de Chirurgie, T. IV. Traumatisme et complications, p. 741, 569 et 660).

J..., 53 ans, ménagère, entre le 28 juin 1883 à la Pitié, salle Lisfranc, lit n° 15.

Cette malade, d'une bonne santé ordinaire, présentait depuis 1858 à l'union du nez et de la joue gauche une lésion diagnostiquée à cette époque *lupus* et pour laquelle on fit subir à J... toute espèce de traitement (caustiques, etc.).

En juin 1881, à la suite d'une petite opération pratiquée sur l'épithélioma, elle eut un érysipèle de la face.

A son entrée on constate un épithélioma sudoripare ayant détruit l'aile gauche du nez et s'étendant à deux travers de doigt sur la joue.

Le 7 juillet. Ablation large de l'épithélioma avec le thermo-cautère. On est forcé de sacrifier largement la face latérale du nez et une partie de la joue et de la lèvre supérieure.

En raison de l'étendue considérable de la brèche, on remet à plus tard la restauration autoplastique. Pansement antiseptique ouvert.

Le soir même de l'opération, élévation brusque de la température, malaise, envies de vomir.

Le lendemain, rougeur érysipélateuse autour de la plaie. Pulvérisations phéniquées (deux séances par jour).

L'érysipèle termine son évolution en trois jours et demi.

L'état général a été peu atteint par la complication.

La cicatrisation normale réduisit, comme d'habitude, de plus de moitié la brèche opératoire.

En novembre. Rhinoplastie secondaire. On peut se contenter

d'une rhinoplastie partielle assez restreinte, à l'aide d'un lambeau cutané emprunté au front.

Précautions antiseptiques minutieuses pour éviter une nouvelle poussée d'érysipèle, complication à laquelle la malade paraît prédisposée.

On débarrasse très soigneusement la narine correspondant à l'opération de tout le sang qu'elle peut contenir, ce qui est facile grâce au tamponnement préalable de cette cavité. Puis, après avoir suturé le lambeau, on introduit au-dessous de lui, comme pour le soutenir, mais en réalité pour boucher l'orifice reconstitué de la narine et remplir le tiers antérieur environ de la fosse nasale, un cylindre aplati de gaze fine bien imprégnée de poudre d'iodoforme. On désinfecte ainsi d'une manière continue la fosse nasale et la face saignante du lambeau.

Enfin, pour assurer le succès de la suture et prévenir l'irritation de la peau qui aurait pu faire renaître l'érysipèle, on soumet la région opérée à la pulvérisation phéniquée par séances de 30 à 40 minutes, répétées trois ou quatre fois dans les 24 heures.

Le succès de cette association fut aussi complet que possible. La réunion immédiate s'effectua du haut en bas sans qu'un seul point manquât ; le lambeau conserva continuellement sa couleur normale, la douleur normale fut nulle et l'apyréxie absolue.

Observation XXIV. (inédite.) — *Ablation d'un épithélioma du nez sans rhinoplastie immédiate. Rhinoplastie tardive.* Recueillie par nous et complétée d'après les renseignements communiqués par nos excellents collègues Lyot et Sébileau, internes du service.

La nommée Viu..., 68 ans est entrée le 20 novembre 1886, à l'hôpital St-Louis, salle Denonvilliers, n° 62, service de M. Le Dentu.

M.   7

Cette femme dont les antécédents ne présentaient aucune particularité à signaler, avait eu, il y a quatre ans, un érysipèle de la face, à la suite duquel, dit-elle, un bouton rouge se montra sur l'aile droite du nez.

Malgré des cautérisations répétées avec le crayon de nitrate d'argent, faites en ville, et avec le thermo-cautère, dans un service de médecine de l'hôpital St-Louis, son mal continua à s'étendre et à être le siège de démangeaisons très pénibles.

En février 1886, elle entra dans le service de M. Le Dentu et on constata l'existence d'un épithélioma envahissant les ailes du nez, surtout celle de droite, et la plus grande partie du dos et des parties latérales du nez. Le lobule et le bord libre ou inférieur des ailes étaient indemnes et ont été respectés dans l'opération.

Pas de ganglions engorgés; état général excellent.

L'ablation des parties malades fut faite au bistouri, par M. Le Dentu, le 4 mars 1886.

La perte de substance correspondant à la plus grande partie de la saillie nasale, sauf le lobule et le rebord des narines, était plus large qu'une pièce de cinq francs.

Une partie des cartilages des ailes du nez et des cartilages latéraux a dû être enlevée. Le bord antérieur de la cloison a été intéressé.

Pansement antiseptique à plat. Les suites furent très simples, la cicatrisation marcha à souhait et la malade quittait l'hôpital le 5 mai, portant sur le dos du nez, une petite perforation à bords cicatrisés qu'on lui conseilla de maintenir bouchée avec un morceau de baudruche.

La malade revint à plusieurs reprises à l'hôpital pour subir des cautérisations au nitrate d'argent, sur quelques points des bords de la perforation qui paraissaient suspects.

En novembre 1886, elle rentre dans le service de M. Le Dentu où nous pouvons l'examiner et constater que *de l'énorme perte de substance résultant de l'opération, il ne reste plus qu'un petit trou* sur le dos du nez, long d'un peu plus de deux centimètres et large de un centimètre. Cette perforation, dont le bord inférieur se trouve un peu au-dessus du lobule, et du rebord des narines et empiète de chaque côté sur les ailes du nez sans atteindre leur bord postérieur, est divisée en deux parties par le bord antérieur de la cloison.

On cautérise de temps en temps un point suspect des bords de la perforation. On attend que tout danger de récidive disparaisse pour combler la perte de substance par une rhinoplastie qui ne présentera pas de grandes difficultés.

Nous avons pu suivre cette malade.

Pendant les mois de décembre et de janvier 1887, elle fut surveillée et le point suspect a été cautérisé plusieurs fois.

Ce n'est qu'au commencement de février, quand une récidive ne paraissait plus probable, que la rhinoplastie tardive a été faite par M. Le Dentu. Deux petits lambeaux allongés, adhérents par leur extrémité supérieure, ont été taillés de chaque côté des bords de la perforation. Ces lambeaux inclinés en dedans, ont été appliqués sur la perte de substance, suturés par leurs bords internes le long de la ligne médiane du dos du nez, et par leur extrémité inférieure avec le lobule et le rebord des narines qui avaient été respectés dans la première opération.

Les plaies résultant de l'emprunt des lambeaux n'ont pas été réunies.

La réunion s'est bien faite, mais, au bout de quelques jours, on a constaté un point de sphacèle sur l'extrémité d'un des lambeaux. Ce petit accident, qui est plus à craindre dans les autoplasties plus étendues, ne fera que retarder de quelques jours la guérison de la malade.

Toujours est-il que, en dehors de la réduction considérable de la perte de substance qui a bien facilité l'autoplastie secondaire, cette observation nous montre aussi que si on avait fait l'autoplastie immédiate, la récidive aurait nécessité et une nouvelle ablation et une nouvelle restauration.

Dans tout ce que nous avons dit plus haut, sur l'efficacité des restaurations spontanées et des autoplasties tardives, nous avons eu en vue les cas dans lesquels l'ablation d'une tumeur, ayant laissé une perte de substance plus ou moins considérable, aurait nécessité, pour être réparé immédiatement, des manœuvres autoplastiques diverses, apport de lambeaux, incisions libératrices, etc. L'utilité de l'expectation est facile à comprendre dans ces cas.

Dans d'autres faits, après l'ablation d'un épithélioma du plancher de la bouche, par exemple, par une incision préliminaire des téguments sains, *l'anaplastie immédiate* ne consisterait que dans la suture des téguments qui sont conservés. Si alors on ne fait pas de réunion, ou si on ne fait qu'une réunion partielle (suture de la partie verticale de l'incision dite de Mauroury-Verneuil), ce n'est naturellement pas pour attendre les effets de la restauration spontanée, mais pour pouvoir surveiller la récidive et pour mieux désinfecter la cavité opératoire qui est ainsi très largement drainée, pour ainsi dire.

§ 2. — Difficultés et accidents des restaurations immédiates.

Les observations précédentes nous ont montré et l'efficacité des restaurations spontanées et à quelles proportions exiguës sont réduites souvent les pertes de substance créées par l'ablation de certaines tumeurs de la face. Nous avons vu dans ces cas l'autoplastie tardive se réduire à peu de chose.

Les avantages de cette manière de faire ressortiront encore plus si on pense aux grands délabrements, aux difficultés et aux accidents auxquels on s'expose quelquefois quand on fait la restauration immédiate surtout dans les cas où ces pertes de substance sont d'une certaine étendue.

Il est évident que le chirurgien doit posséder son métier et ne pas éviter une opération sous prétexte qu'elle est d'une exécution difficile.

Tous les actes de l'autoplastie doivent lui être connus. Les diverses questions des caractères anatomiques et physiologiques des lambeaux, de leur vitalité ou de leur constitution, de leur forme ou de leur dimension, de leur mobilisation ou de leur fixation, etc., doivent lui être familières.

Il n'en est pas moins vrai que certaines opérations autoplastiques présentent des difficultés toutes particulières, et il n'est pas sans intérêt de montrer combien l'expectation peut rendre facile une intervention tardive, qui, entre des mains moins exercées que d'autres, peut donner d'aussi bons résultats.

L'élément *facilité* ne suffirait point, sans doute, à lui seul, à faire accepter les anaplasties tardives. Mais celles-ci diminuant la gravité du traumatisme, présentent une bénignité plus grande et la surveillance de la récidive qu'elles permettent quand il y a lieu, peut faire espérer un meilleur succès thérapeutique, tout en ne compromettant pas le succès opératoire.

Nous savons bien que dans quelques cas, même très difficiles, des chirurgiens habiles arrivent, par de véritables tours de force, à combler par une autoplastie des brèches immenses, et à avoir des résultats opératoires immédiats satisfaisants et même quelquefois très beaux. Mais on ne les obtient qu'à l'aide d'opérations longues, difficiles et laborieuses, qui exposent à des dangers redoutables et à des revers nombreux.

Bien heureux encore si, après avoir évité la gangrène, la suppuration ou l'érysipèle, bien heureux si le mal ne continue pas à pulluler sous le lambeau avant la guérison opératoire.

Dans les autoplasties tant soit peu étendues, comme le sont souvent les autoplasties immédiates, les divers temps de l'opération doivent être exécutés avec des précautions toutes particulières, si on veut éviter des accidents qui en compromettraient le résultat définitif. La plupart des procédés autoplastiques ont été inventés par des chirurgiens pour tel cas particulier qu'ils avaient à traiter. On doit savoir les modifier suivant les circonstances. Comme nous avons déjà eu l'occasion de le dire, les opérations autoplastiques sont souvent très loin d'être des opérations réglées, et on doit savoir éviter des revers en n'employant pas intempestivement certaines méthodes et certains procédés. Velpeau ne disait-il pas, au sujet de la chéiloplastie, que le chirurgien doit plutôt la deviner que l'apprendre ; que c'est une opération qui ne peut guère être soumise à des règles de détail et qu'il faut modifier presque aussi souvent qu'on la pratique ?

Les insuccès, il est vrai, étaient beaucoup plus nombreux quand on n'était pas encore bien fixé sur la valeur et l'efficacité des méthodes autoplastiques.

Nous allons indiquer rapidement certaines difficultés des restaurations autoplastiques des plaies dont nous nous occupons, les précautions minutieuses qu'elles demandent et signaler certains accidents immédiats ou secondaires qui peuvent survenir et compromettre le résultat opératoire.

Après l'ablation du néoplasme, une hémostase mal faite pourrait quelquefois être la cause d'hémorrhagies secondaires, qui obligeraient le chirurgien de défaire une restauration laborieusement exécutée. Dans une des observations de Roux de St-Maximin. (Rev. médicale française et étrangère, 1828, t. I, p. 58), on voit qu'après l'ablation d'un épithélioma de la joue gauche, s'étendant depuis le voisinage du nez jusqu'au bord inférieur de la mâchoire inférieure et ayant environ deux pouces et demi de long sur un pouce et demi de large, cet habile chirurgien fit la restauration immédiate de la perte de substance qui mesurait trois pouces de long sur deux pouces de large.

On disséqua d'un côté toute la lèvre inférieure séparée de la commissure gauche, et de l'autre les téguments de la joue, et on réunit les lambeaux. Presque immédiatement après l'opération il survint une hémorrhagie assez forte qui obligea l'opérateur de tout défaire, pour lier trois artérioles assez considérables, après quoi la suture fut faite de nouveau.

Dans le cas suivant, si la réunion simple n'eût pas été possible, il est évident que la restauration spontanée eût guéri le malade plus vite et plus simplement et la cicatrice eût été moins choquante qu'un lambeau tuméfié au milieu de la joue.

OBSERVATION XXV. — (MICHON. *Revue médicale chirurgicale*, 1851, t. IX, p. 224.)

Tumeur épithéliale de l'étendue d'une pièce de 50 centimes et siégeant à égale distance du nez et de la paupière inférieure. Ablation. Autoplastie par la méthode française. Hémorrhagie sous le lambeau, partiellement désuni. Gangrène du quart interne du lambeau. Après la cicatrisation, le lambeau restait légèrement tuméfié.

La région où se fait l'emprunt du lambeau doit être bien choisie. Elle peut en effet rester couverte de cicatrices difformes et vicieuses, ce qui n'est pas un petit inconvénient quand ces lambeaux ont une certaine étendue La planche 25 de l'atlas de Serre représente une génoplastie par la méthode indienne dans laquelle la cicatrice résultant de l'ablation d'un lambeau cervical est devenue le siège d'une difformité très choquante. L'écartement des mâchoires était même gêné par cette cicatrice. Il faut aussi que la région où se fait l'emprunt soit telle que le lambeau soit approprié au but qu'on se propose ; il faut que la pièce rapportée ne contraste point d'une manière choquante avec la région où elle est transplantée.

C'est ce qui est arrivé dans certaines restaurations de la face avec la peau du bras. C'est aussi un des reproches qu'on a fait souvent à la blépharoplastie. Ce fait a une grande importance au visage comme le montre l'observation suivante.

OBSERVATION XXVI (RÉSUMÉE). — ofesseur SERRE, de Montpellier. Traité de l'art des restaurations de la face, etc., 1842, page 322.)

Ulcère cancéreux de la joue deux fois opéré et récidivé. L'épithélioma trois fois plus long que large avait la forme d'une bandelette et s'étendait en longueur depuis l'angle interne de l'œil droit, obliquement en bas et en dehors jusqu'au-dessous de la pommette, et en largeur depuis le tiers interne de la paupière inférieure jusqu'à la partie latérale du nez. Cette bandelette épithéliomateuse fut cernée par quatre incisions dont les deux plus longues, longeant les bords latéraux furent prolongées en bas et en dehors jusqu'à la région sous-maxillaire. Le lambeau ainsi formé ayant la forme d'une bandelette fut disséqué, élevé en haut et en dedans et fixé à la place de la perte de substance.

Gangrène de la moitié supérieure du lambeau. Après la guérison, il restait une cicatrice linéaire à la place du mal et le lambeau formait une bandelette choquante au milieu de la joue. (Planche XXIV du traité de Serre.)

Dans ce cas on aurait pu, pour éviter l'apport d'un

lambeau qui s'est gangréné en partie, ou réunir tout simplement la plaie ou bien la laisser se cicatriser toute seule. La petite cicatrice qui en serait résultée eut été certainement moins choquante que ce lambeau au milieu de la joue.

Les dimensions des lambeaux autoplastiques doivent dépasser très notablement celle de la perte de substance. Pour leur donner une étendue suffisante on est quelquefois forcé de créer de nouvelles plaies d'une grande étendue. On conseille généralement de leur donner un excès d'étendue d'un tiers environ et même plus; il faut en effet songer non seulement à leur rétraction primitive ou immédiate mais aussi à la rétraction secondaire qui se fait lentement et peut compromettre gravement le résultat plastique.

Dans la discussion de la Société de chirurgie que nous avons cité plus haut (p. 67), M. Le Dentu parle d'une chéiloplastie immédiate qu'il fit après l'ablation d'un cancroïde de la lèvre. Le résultat immédiat fut très satisfaisant; mais consécutivement le lambeau s'enroula sur lui-même, descendit vers le cou et contracta des adhérences avec le maxillaire inférieur.

Cette rétraction secondaire a été observée souvent après la blépharoplastie et la rhinoplastie. Ces organes restaurés, au lieu de conserver la forme et les dimensions satisfaisantes qu'ils avaient immédiatement après l'opération se sont transformés en bourrelets informes. C'est ce que Blandin appelait dans quelques cas la *gibbosité* des lambeaux. En donnant assez d'étendue au lambeau on cherche aussi à éviter les tiraillements qui compromettraient sa vitalité et le succès de la réunion.

Les incisions libératrices faites pour faciliter soit la mobilisation, soit la coaptation des lambeaux et permettre le rapprochement des bords de la brèche compliquent encore l'opération et aggravent le traumatisme.

Toutes les questions qui se rattachent à la vitalité des lambeaux sont de la plus haute importance. La peau doit être bien doublée de parties molles, afin de lui assurer une vascularisation suffisante, sans pour cela laisser à sa face profonde des parties inutiles, une couche adipeuse épaisse, certains feuillets aponévrotiques qui exposeraient à la gangrène et à la suppuration. La disposition du pédicule doit attirer l'attention du chirurgien, quand, pour combler une plaie, il est forcé d'infléchir ou de tordre des lambeaux pris au voisinage.

On n'admet plus, depuis longtemps, la théorie de Dieffenbach d'après laquelle la présence dans le pédicule d'artères volumineuses exposerait à l'engorgement, à la congestion et à la gangrène du lambeau. Comme le dit M. Verneuil : « La vitalité d'un lambeau autoplastique est d'autant mieux assurée que le sang y parvient en plus grande abondance et y circule plus librement. Il faut donc songer à réaliser cette condition dans tous les temps d'une autoplastie c'est-à-dire aussi bien lorsqu'on choisit le lieu de l'emprunt que lorsqu'on taille, dissèque, mobilise et fixe le lambeau ».

Les pédicules doivent donc être larges et vasculaires et on doit, autant que possible, éviter leur torsion qui est toujours défavorable à la circulation du lambeau.

Notre excellent maître M. le professeur Trélat, a insisté sur ce point au sujet de la chéiloplastie. « J'ai adopté, dit-

il, comme méthode générale applicable à toutes les parties de la face, un dessin de lambeaux tel que leur base ne
doive subir qu'un faible déplacement angulaire. Je ne
crains pas de reculer cette base, de la libérer dans une
grande étendue pour lui éviter la torsion. Je n'ai jamais
pratiqué et ne pratiquerai jamais la torsion totale du pédicule. Je n'ai même jamais incliné un lambeau à angle
droit ; je suis toujours resté en dessous de cette limite et
je considère cette manière de faire comme très profitable » (1).

Si on prend toutes les précautions nécessaires, on aura
évidemment moins à craindre la gangrène. Mais elle
survient cependant assez souvent, même après des autoplasties faites par des chirurgiens très habiles. Elle peut
être partielle et n'occuper que les bords ou les angles
du lambeau ; dans d'autres cas, elle est générale. Si cet
accident survient, non seulement on perd tout ce qu'on
espérait obtenir par la restauration autoplastique, mais
la guérison est devenue plus difficile. La gangrène qui
survient dès les premiers jours, quelquefois un peu plus
tard, vers la fin de la première semaine, peut ne pas dé-
pendre dans tous les cas de la négligence des précautions signalées plus haut, mais aussi de l'état anatomique
des parties ou de l'état diathésique du malade (Verneuil).

Il est inutile de citer ici des observations pour montrer
que la gangrène est assez fréquente. En parcourant les
travaux faits sur l'autoplastie, on trouve de très nom-

(1) *Bull. de la Soc. de chir.* 1877, p. 170.

breux exemples. Nous nous contentons de donner l'observation suivante. On y voit et les accidents auxquels on s'expose avec la restauration immédiate et la simplicité des restaurations tardives.

OBSERVATION XXVII. — *Cancroïde de la lèvre inférieure.* — *Extirpation.* — *Autoplastie primitive.* — *Mortification des lambeaux.* — *Autoplastie secondaire tardive.* — *Guérison.* (VERNEUIL. *Mémoires de chirurgie,* t. I, page 86. — Fait observé à l'hôpital Saint-Louis en 1859.)

Il s'agissait d'un campagnard robuste ayant dépassé la cinquantaine et affecté d'un vaste cancroïde de la lèvre inférieure. Il me fallut enlever cette lèvre toute entière jusqu'au sillon mento-labial. Les téguments étant abondants dans les régions génale et massétérine, je leur empruntai deux lambeaux que j'attirai et soudai sur la ligne médiane.

Une inflammation violente survint avec fièvre et délire ; un des lambeaux se mortifia en entier, l'autre en partie, et son tronçon se pelotonnant retourna à peu près à sa place. Les accidents se calmèrent néanmoins et l'opéré quitta l'hôpital avec une perte de substance considérable.

Il revint me trouver quelques mois plus tard et je fus surpris de l'amélioration survenue dans son état par le seul effet de la rétraction inodulaire spontanée. La brèche mesurait à peine deux centimètres et demi et ses bords étaient assez souples, assez épais pour me permettre, après les avoir détachés de la mâchoire, d'y tailler deux lambeaux que j'amenai sans effort au contact, qui se cicatrisèrent promptement et réparèrent très convenablement le défaut.

« C'était la première fois, dit M. Verneuil, que je faisais ainsi l'*autoplastie secondaire tardive* ; je pensai en moi-même qu'elle eût été beaucoup plus simple encore si je n'avais pas perdu sans profit l'étoffe de mes premiers emprunts. »

On peut voir dans les observations suivantes, que ces accidents peuvent augmenter la durée du traitement et faire perdre à la restauration immédiate un de ses principaux avantages, celui d'abréger la cure. La restauration spontanée, dans le premier cas, n'eût pas mis plus longtemps que l'autoplastie.

OBSERVATION XXVIII. — (JOBERT DE LAMBALLE. *Chir.*, *plast.*, t. I, p. 305.)

Tumeur encéphaloïde ulcérée de la joue droite, du volume d'un gros œuf de poule, n'envahissant pas la muqueuse. Ablation. Génoplastie superficielle à doubles lambeaux, cervical et jugal, par déplacement. Succès partiel de la réunion. Gangrène d'une très petite portion du lambeau inférieur. Guérison *au bout de 50 jours* environ. Difformité très légère.

OBSERVATION XXIX. — (RIGAUD. *Loc. cil.*, p. 70.)

Cancer envahissant toute la lèvre inférieure et le menton jusqu'un peu au-dessous du bord inférieur de la mâchoire. Opération faite par Viguerie. Ablation des parties malades et restauration à l'aide d'un lambeau en mentonnière pris sous le menton et élevé à la hauteur du bord libre de la lèvre. Suppuration sous les lambeaux ayant nécessité des contre-ouvertures. Petite eschare autour d'un point de suture. Guérison.

Le lambeau autoplastique taillé, disséqué et mobilisé,

on doit procéder à sa fixation « acte non moins indispensable que les autres et qui exige tout autant de soins
dans son exécution ».

D'une bonne réunion dépendra la beauté du résultat
et jusqu'à un certain point la vitalité du lambeau. Les
sutures doivent être bien et rapidement faites, suffisamment serrées et espacées et retirées à temps pour
éviter la suppuration, la section de la peau par les fils,
la désunion, des petits points de gangrène le long des
bords du lambeau, des cicatrices irrégulières, etc. Ce sont
là autant de points sur lesquels insistent avec raison, les
partisans de la réunion. « Des plus petits détails, dépend
souvent le sort d'une grande opération » (Delpech).

Dans certains cas, quand on applique des lambeaux
sur des plaies anfractueuses communiquant avec les
cavités de la face, avec la bouche par exemple, le drainage doit être soigneusement fait, si on veut éviter l'accu-
mulation des liquides derrière le lambeau et les inflam-
mations qui retarderaient la guérison, augmenteraient
les chances de gangrène, et compromettraient gravement le résultat opératoire.

M. Verneuil fait remarquer qu'en laissant ces plaies
béantes, on rend plus facile l'écoulement des liquides,
les lavages, les pulvérisations phéniquées et on obtient
ainsi, une antisepsie plus rigoureuse de ces plaies
cavitaires.

La réunion des lambeaux terminée, bien des précautions seront encore nécessaires dans beaucoup de cas
pour la protéger. Souvent on doit immobiliser la région
réparée pour éviter des tiraillements. Nous ne parlons

point des difficultés de l'immobilisation, si pénible pour le malade, dans les autoplasties par les méthodes italiennes qu'on a rarement l'occasion d'appliquer.

J.-N. Roux (*loc. cit.*) était souvent obligé de fixer dans la flexion forcée la tête des malades chez lesquels il venait de pratiquer des chéiloplasties ou des géno-chéiloplasties après l'ablatation de cancroïdes pour éviter les tiraillements du lambeau cervical, qu'il mettait sous forme de mentonnière au devant du maxillaire inférieur dénudé. Chez un de ses malades, la toux amena la désunion du lambeau et fit ainsi échouer l'opération.

Après certaines autoplasties, l'opération principale doit encore être complétée par des opérations complémentaires, si on veut obtenir un rétablissement satisfaisant de la forme et de la fonction. Tels sont les divers procédés destinés à diminuer l'étendue de la lèvre supérieure, devenue trop grande à la suite d'une chéiloplastie de la lèvre inférieure, ou les corrections ultérieures exigées par certains lambeaux trop grands ou trop épais, etc. « Ce n'est pas tout que de façonner en artiste un lambeau, car il faut encore l'élever pour ainsi dire, le mouler sur les parties pour éviter sa déformation » (Jobert).

Il faut aussi s'occuper de la plaie d'emprunt du lambeau. Quand elle présentait une certaine étendue, que les bords étaient difficiles à affronter, Dieffenbach n'hésitait point à balafrer le visage avec de nouvelles incisions libératrices et faisait de nouveaux décollements pour pouvoir fermer cette plaie qu'il serait plus simple de panser à plat et de laisser se cicatriser toute seule.

Les pansements après les opérations autoplastiques, demandent les précautions les plus minutieuses et les règles de l'antisepsie doivent être appliquées avec la plus grande rigueur.

Ce n'est qu'en ayant pour ainsi dire la foi dans la doctrine antiseptique, comme nous le disait si souvent notre cher maître M. L. Championnière, qu'on pourra éviter certaines complications après ces opérations.

Parmi ces complications, la plus à craindre est certainement l'érysipèle. Quand on lit des observations d'autoplasties, faites à une époque antérieure à la nôtre (1), on est vraiment effrayé de la fréquence et de la gravité de cette complication, qui souvent faisait perdre non seulement tout le bénéfice qu'on voulait tirer d'une restauration immédiate, mais mettait encore en danger les jours du malade.

Plus d'un malade est mort d'érysipèle survenu après une rhinoplastie ou une blépharoplastie. Dieffenbach, de six malades chez lesquels il pratiqua la rhinoplastie, à Paris, en a perdu deux.

Dans la page 215 de la thèse de Blandin, nous voyons également citée l'observation d'un malade qui fut emporté par une érysipèle le cinquième jour après une rhinoplastie faite après l'ablation d'un épithélioma récidivé du nez.

Nous ne faisons que citer des faits pris au hasard.

Combien de fois aussi, l'érysipèle ne fit-il pas échouer complètement les autoplasties les plus laborieusement et

______

(1) Voir les traités de *Jobert* et de *Serre.*

M.   8

les plus soigneusement faites. Les revers connus seraient peut-être plus nombreux encore si on les publiait avec autant d'empressement qu'on en met pour publier les beaux résultats plastiques de l'autoplastie, surtout ceux qu'on obtient par les procédés qu'on invente soi-même.

Il est évident que dans le cas suivant, si le malade avait été traité comme ceux des obs. XVIII et XIX, on n'eut pas eu à regretter probablement une terminaison si malheureuse, comme le fait remarquer M. Verneuil, qui ne manque jamais de publier ses revers dans le but d'éclairer la science.

OBSERVATION XXX. — *Epithélioma sudoripare de la paupière inférieure et de la joue. — Extirpation. — Blépharoplastie immédiate. — Erysipèle. — Mort. — (*VERNEUIL. *Mémoires de chirurgie, t. I, p. 85.)*

J'eus à opérer un homme de lettres, M. P. Ch..., pour un épithélioma sudoripare de la paupière inférieure et de la partie correspondante de la joue.

Le mal durait depuis fort longtemps; le malade l'avait laissé lentement s'accroître; mais ayant résolu de contracter mariage, il s'était décidé, par une coquetterie assez naturelle, à le faire disparaître; il était nécessaire d'enlever à peu près complètement le tégument palpébral jusqu'au bord ciliaire exclusivement, un centimètre environ de la peau de la joue voisine, et d'empiéter même quelque peu sur la face attenante du nez. En cas d'extirpation pure et simple, la formation d'un ectropion était inévitable, et comme M. P. Ch. voulait absolument être embelli, il n'aurait point consenti à changer son cancroïde pour une difformité au moins aussi choquante.

L'autoplastie immédiate semblait donc indispensable. A cette époque, je ne songeai pas à employer, comme je l'ai fait plus tard dans un cas analogue, la blépharorrhaphie, et je procédai de suite à la restauration.

Je taillai donc deux lambeaux cutanés, l'un sur l'aile du nez, l'autre sur la joue, et à leur aide, je refis une paupière fort présentable. L'agitation du malade pendant toute la durée de la chloroformisation (ses habitudes alcooliques me furent révélées plus tard), rendit l'opération très longue et des plus laborieuses. Je prescrivis pour pansement les compresses d'eau fraîche incessamment renouvelées.

Les choses allèrent bien pendant les deux premiers jours; le soir du second jour, je surpris M. P. Ch. sur son séant, lisant ses lettres et y répondant par écrit. N'écoutant pas les conseils qu'on lui donnait, il continua à travailler jusqu'à dix heures du soir; il prit une forte tasse de café et à minuit, ne pouvant s'endormir, se leva, alla chercher une bouteille de vin de Bordeaux et l'avala tout entière.

Le lendemain matin, je le trouvai en plein délire et avec un érysipèle de la face qui couvrait déjà une partie du front.

Un des lambeaux était sphacélé; j'en fis l'excision; l'érysipèle fit des progrès rapides, prit la forme gangréneuse et amena la mort dans la nuit du quatrième au cinquième jour.

Certainement l'alcoolisme joua ici le rôle principal. Mais je m'imagine que l'érysipèle fut notablement favorisé par l'opétion autoplastique.

Dans d'autres cas, l'érysipèle survenant dans des cas analogues a déterminé la suppuration et la perte de l'œil qu'on avait eu soin de recouvrir avec des lambeaux blépharoplastiques.

Heureusement, nous n'en sommes plus là aujourd'hui, avec cette fréquence extrême de l'érysipèle. Il n'en est pas moins vrai que cette complication se montre encore de temps en temps, et qu'elle est toujours à redouter. « La méthode antiseptique, disait M. Verneuil (1), dans sa communication à l'Académie de médecine, la méthode antiseptique, si puissante contre la pyohémie qu'elle a presque complètement chassée de nos hôpitaux, est beaucoup moins efficace contre l'érysipèle qui se montre de temps à autre.....

» Toutefois, il est certain que dans les services de chirurgie où l'antisepsie est convenablement pratiquée, l'érysipèle, s'il n'a pas complètement disparu, est devenu beaucoup plus rare, a presque cessé d'être épidémique et même endémique, et ne se montre qu'à titre de mal sporadique: Il y a diminution non douteuse et persistance manifeste ; progrès évident mais non victoire complète, etc., etc. »

Dans le cas suivant, la guérison opératoire n'a été entravée par aucune complication nosocomiale ; mais cette observation est un exemple des sacrifices considérables que demandent certaines autoplasties immédiates, qui aggravent incontestablement l'opération principale.

OBSERVATION XXXI. — (Par BRAUN. *Archiv. f. Klin. Chir.*, Bd. 19, p. 728, et in *Arch. gén. de Méd.*, 1876, 6ᵉ série, t. XXVIII, p. 369.)

Ablation par le professeur Simon des deux maxillaires supérieurs pour un épithélioma datant de 4 ans, et qui avait nécessité déjà quatre opérations successives avec autoplastie. Trachéotomie préventive.

(1) *Bull. de l'Académie de méd.*, 1885, t. XIV, p. 231.

Chloroforme. Une notable portion de peau envahie, ayant dû être enlevée à la face, il en résulta une grande perte de substance dans la joue gauche et dans toute la région du nez. Pour combler la première perte de substance, on prit un *lambeau de 17,5c.m. de long et de 4,5c.m. à 5,5c. m.* de large, dans la région de la tempe et dans le cuir chevelu, lambeau dont le pédicule se trouvait en avant du conduit auditif; et, pour éviter la tension des tissus on fut obligé d'enlever l'apophyse zygomatique de l'os temporal.

La seconde perte de substance fut recouverte par un lambeau pris au-dessus de l'œil droit ; il ne resta qu'une petite ouverture qui servit à la respiration. Enfin on dut agrandir, vers la droite, la bouche qui se trouvait rétrécie. Toute l'opération dura quatre heures et nécessita quatre-vingts points de suture. Réaction faible. Une seule fois, temp. du soir, 38°8.

Au bout de huit jours, suppression de la canule de la trachée. Le malade avale des aliments solides. Le malade ne put jamais fermer complètement l'œil gauche. Affaiblissement de la vue. Il quitta l'hôpital le quarantième jour avec un nez artificiel pour revenir trois mois après pour des hémorrhagies et une *récidive inopérable* dans la cicatrice de la cavité buccale. Mort 7 mois après l'opération.

La restauration immédiate fut dans ce cas une opération des plus laborieuses. Elle nécessita d'immenses lambeaux, des résections osseuses, elle prolongea considérablement la durée totale de l'opération, et au bout de trois mois, le malade était atteint d'une récidive inopérable.

Nous voyons donc qu'une autoplastie immédiate peut présenter des difficultés et demander des précautions qui ne sont pas le fait des restaurations spontanées ou des autoplasties tardives, dans lesquelles on n'a ni de grands lambeaux à disséquer et à transplanter, ni tant de précautions à prendre pour protéger la réunion de laquelle dépend en grande partie le résultat opératoire.

Si on jette les yeux sur quelques-unes de nos observations, on verra et l'efficacité et la bénignité des restaurations tardives et l'importance de la cure en deux temps, pour la surveillance de la récidive de certains néoplasmes.

Ce que nous venons de dire des difficultés des restaurations immédiates ou de certains accidents qui peuvent en compromettre les résultats, ne s'applique naturellement qu'aux autoplasties dont l'exécution demande des dissections plus ou moins étendues, des apports de lambeaux plus ou moins grands, des incisions libératrices, etc. Dans ce cas, les pertes de substance se réparant complètement ou presque complètement et sans accidents, la supériorité des interventions tardives est facile à constater.

Dans d'autres cas, la restauration immédiate d'une petite plaie, d'une petite perte de substance peut être très simplement faite, soit par la simple réunion, soit par des manœuvres autoplastiques de très peu d'importance. Une petite plaie superficielle et très-limitée de la joue, par exemple, résultant de l'ablation d'une tumeur épithéliale ou autre, est facile à fermer immédiatement par le rapprochement et la réunion de ses bords par une suture. Une perte de substance peu étendue de la lèvre après l'ablation d'un cancroïde par l'incision en V peut être facile à combler par le rapprochement des bords de la plaie et prévenir ainsi une difformité. Dans tous les cas analogues, la restauration immédiate est indiquée, non seulement quand il s'agit de tumeurs bénignes, mais aussi dans les cas d'épithéliomas dont la récidive sera facile à surveiller étant donnée leur situation superficielle.

Dans d'autres cas une réunion partielle et limitée peut être indispensable pour ne pas laisser flottants de grands lambeaux cutanés résultant de l'emploi de certaines opérations préliminaires, pour reconstituer les orifices naturels, pour prévenir en somme de grandes difformités.

Après l'ablation des cancers de la bouche et de l'arrière-bouche par l'incision dite de Mauroury-Verneuil, l'orifice buccal doit être rétabli par l'application de quelques point de suture sur la partie verticale de l'incision. La plaie sushyoïdienne laissée ouverte peut drainer suffisamment la cavité opératoire. La désunion de la plaie, si elle devenait nécessaire pourrait ainsi être faite sans grand inconvénient.

Voici comment M. Verneuil résume sa manière de procéder dans ces divers cas.

« Quand la perte de substance est minime et superficielle, je l'abandonne à elle-même ou je réunis les bords par la suture simple. Quand elle est plus considérable, qu'elle intéresse un orifice ou qu'elle perfore une cavité, je favorise la réunion par quelques manœuvres autoplastiques de peu d'importance, incapables d'augmenter notablement le traumatisme. Dans les cas graves, je m'abstiens ; par des pansements méthodiques, je corrige de mon mieux la cicatrisation et je laisse, au besoin, s'établir une difformité à la réparation de laquelle je procède plus tard et en temps convenable. Cette manière de faire est, je l'avoue, peu brillante, mais elle est infiniment plus innocente et épargne au chirurgien la douleur de voir son opération, relativement légère, causer la mort en quelques jours, ce qui est arrivé malheureusement plusieurs fois entre mes mains ou sous mes yeux dans la pratique de mes confrères » (1).

§ 3. — **Restaurations tardives et antisepsie des plaies cavitaires.**

Quand, après l'ablation d'un cancer étendu de la face, il reste une grande perte de substance faisant communiquer largement avec l'extérieur une des cavités muqueuses de cette région, la remise à une date ultérieure de la restauration, qui, faite immédiatement, eût nécessité des délabrements plus ou moins graves, a pour but de diminuer la gravité primitive de l'opération principale et de faciliter l'intervention ultérieure du chirurgien. Mais elle permet aussi, grâce à la béance de la plaie, d'obtenir une antisepsie rigoureuse.

C'est en partie pour cette raison que M. Verneuil conseille de laisser ouvertes, en grande partie, les plaies résultant de l'ablation des cancers de la bouche, des fosses nasales, etc., même dans les cas où il n'y a pas de grande perte de substance et que la simple suture eût suffi pour faire l'anaplastie immédiate et fermer les incisions nécessitées par les opérations préliminaires qu'on fait dans ces cas (2). (Obs. XXXII, XXXIII, XXXIV, XXXV, XLI, etc.).

(1) VERNEUIL, *Mém. de chir.*, t. I, p. 38.
(2) KIRMISSON. *Loc. cit.* — CASTEX. *Revue de chir.* 1886.

Quelle que soit l'opération préliminaire employée pour se donner un accès facile dans les fosses nasales, la bouche ou l'arrière-bouche, qu'on ait employé dans ces derniers cas, par exemple, l'incision antéro-postérieure de la joue seule (Jaeger, Maisonneuve), ou combinée avec l'incision longitudinale de Blandin faite le long du bord antérieur du sterno-cleïdomastoïdien (incision en T de Polaillon); qu'on ait employé l'incision dite de Maunoury-Verneuil que notre maître met si souvent en pratique, ou un des procédés sushyoïdiens à double lambeau (Regnoli) ou à lambeau unique (Billroth, Verneuil), etc., une grande difficulté qui se dresse devant le chirurgien qui veut éviter les accidents septiques qui rendent si défavorable le pronostic de ces opérations, c'est la désinfection parfaite de ces plaies cavitaires.

Il y a longtemps que M. Verneuil a fait remarquer que les traumas cavitaires présentent des caractères particuliers, une évolution et un pronostic distincts (1). La plaie se trouve continuellement en contact avec les liquides de la cavité muqueuse infectée, et un milieu de culture, si riche en germes, n'est point fait pour mettre à l'abri des accidents. Aussi la fièvre cavitaire, loin de ressembler à la fièvre traumatique ordinaire, présente des caractères de brusquerie et d'intensité propres à une intoxication septique.

Dans ces derniers temps on a beaucoup insisté sur les accidents septiques qui peuvent compliquer les larges ablations des cancers des maxillaires, de la bouche et

(1) JEANNEL. *De la fièvre consécutive aux plaies cavitaires*, etc., in VERNEUIL. *Mém. de chirurgie*, t. IV, 1886.

de l'arrière-bouche et sur les moyens d'obtenir l'antisepsie de ces plaies et de rendre ainsi moins sombre le pronostic si grave de la plupart de ces opérations.

Le professeur Richet a du reste depuis longtemps indiqué l'infection putride aiguë et l'infection purulente comme complication des fractures du maxilliare inférieur.

Les pneumonies ou broncho-pneumonies gangréneuses ne sont pas rares (1) ; la septicémie, les hémorrhagies septicémiques, la pyohémie, des phlegmons diffus, etc, ont été observés assez souvent, et cela malgré de nombreuses précautions antiseptiques (2). M. Monod, dans sa communication à la Société de chirurgie a particulièrement insisté sur la fréquence des accidents septiques et celle de la pneumonie en particulier.

D'après Barker (3) qui a analysé les statistiques de University College et celles de Schlapfer, un grand nombre des opérés de cancer de la langue succomberaient à des accidents infectieux, et particulièrement à des accidents pulmonaires ou pleuro-pulmonaires (bronchites, pneumonies, pleurésies) à marche rapide et à caractères gangréneux. Il considère la plaie buccale comme un foyer d'infection, soit que le malade déglutisse les produits morbides, soit qu'il respire un air chargé de ces germes toxiques. Aussi il insiste sur l'importance dans les opérations de ce genre, de la trachéotomie préalable et d'un

(1) *Bull. de la Soc. de chir.*, t. XII, mars 1886.
(2) Guillot. *Comp. pulm. de l'épithélioma buccal*, th. de Paris, 1881.
(3) Barker. *Four excisions for the tongue with preliminary tracheotomy*, Lancet, t. II, 1879, p. 234 et 269.

drainage très large du plancher de la bouche. Il conseille de placer à travers le plancher buccal une canule munie d'un long tube en caoutchouc pour entraîner au dehors les sécrétions infectées de la bouche et permettre des lavages faciles et utiles. Les mêmes principes, dit-il, doivent être appliqués aux opérations sur les maxillaires.

Woeffer (1) analysant les cas de cancers de la langue opérés par Billroth, de 1871-1880, insiste également sur l'importance de la trachéotomie préventive et d'un drainage très large du plancher buccal pour permettre l'écoulement des liquides septiques. Il indique aussi comme un bon moyen la cautérisation de la plaie avec une solution de permanganate de potasse. D'après lui, dans les cas où ces deux conditions essentielles ont été employées, on n'aurait observé ni phlegmons ni broncho-pneumonies septiques.

Langenbeck (2) considère également la pneumonie secondaire comme le plus grand danger consécutif à la pharyngotomie, et conseille la trachéotomie préventive, et la canule de Trendelenbourg. Il considère du reste la pharyngotomie comme une opération d'une gravité extrême.

Dans la statistique de M. Polaillon (3) qui réunit et qui restaure par l'autoplastie les plaies résultant de l'ablation des cancers de la bouche et des maxillaires et se con-

(1) LINTON WOEFFER. *Zur Geschichte und operativen Behandlung des Zunge-Krebses.* Arch. f. Klin. Chirurgie, Bd XXXVI, Hft. t. 2.

(2) VON LANGENBECK d'après la revue d'Hayem, t. XV, 1880.

(3) POLAILLON. *Réflexions sur les larges ablat. de cancers de la bouche,* etc. Gaz. méd. de Paris, 17 juillet 1886 et suiv.

tente de pratiquer des lavages antiseptiques fréquents, sans avoir recours à la trachéotomie préalable, on voit que sur 17 opérés pour des cancers de l'arrière-bouche (amygdales, pharynx, isthme du gosier), ou des cancers des lèvres, de la joue, de la langue et du plancher buccal avec ou sans résection du maxillaire, il a eu 7 morts, 3 par hémorrhagie, 2 par infection purulente et 2 par pneumonie. Sur 3 opérés de résection du maxillaire supérieur pour tumeur, 2 guéris et 1 mort de syncope pendant l'opération (voir obs. XXXVIII). Il emploie des opérations préliminaires larges, la ligature préalable de la carotide externe et le thermo ou le galvano-cautère pour l'exérèse du néoplasme, enfin la réunion des lambeaux avec drainage et lavages antiseptiques. A. Broca, dans une note accompagnant l'observation que nous rapportons ci-après, cite Denucé père (de Bordeaux) comme ayant eu dans son service une épidémie de broncho-pneumonies septiques à la suite d'opérations sur la bouche.

OBSERVATION XXXII (RÉSUMÉE). — *Epithélioma buccal chez un alcoolique. — Ablation par la bouche. — Récidive. — Nouvelle opération avec résection de la mâchoire et extirpation des ganglions. — Hémorrhagies consécutives. — Gangrène, septicémie. — Pneumonie. — Urines rosaciques. — Mort.— Scléro-stéatose du foie.* — (VERNEUIL. *Congrès français de chir.* 1re session, p. 122, Paris 1885, et A. BROCA, interne des hôpitaux, aide d'anatomie, in *Bull. de la Soc. anat.,* 1885, t. X, p. 70).

F... Jean, 56 ans, mécanicien constitution robuste, présente toutes les apparences de la santé et affirme n'avoir jamais été malade. Fumeur, alcoolique.

Début en 1883 par l'apparition d'un petit bouton au plancher de la bouche.

Six mois après, le 5 janvier 1884, opération par la bouche à l'hôpital Saint-Louis, sans que le malade séjourne à l'hôpital.

En octobre, récidive avec douleurs. Le mal faisant des progrès rapides, F..., rentre à la Pitié.

On constate derrière la symphyse du menton une induration du volume d'une noix, adhérente à l'os en avant, à la face inférieure de la langue en haut, et se prolongeant en arrière dans l'épaisseur de la région sushyoïdienne. Ulcération au niveau du frein de la langue, ganglions indurés vers les angles de la mâchoire.

Opération le 26 janvier par M. Verneuil.

Section de la lèvre inférieure sur la ligne médiane jusqu'à l'os hyoïde ; incision horizontale parallèle au bord libre du maxillaire inférieur.

Résection de 4 centimètres de l'os. Ablation au thermo-cautère de tout le plancher de la bouche et de la portion attenante de la face inférieure de la langue, ablation des deux glandes sous-maxillaires et des ganglions de même nom ; ligature des deux faciales et des deux ranines. Hémostase opératoire bien complète.

Écoulement sanguin peu considérable pendant l'opération. Pour empêcher la rétraction en arrière de la langue, on la fixe en avant à une pièce du pansement, avec un fil de caoutchouc.

Suture de la plaie labiale verticale et d'une partie de la plaie horizontale. La cavité laissée par l'ablation de la tumeur est mollement comblée avec de la ouate saupoudrée d'iodoforme. Une compresse de gaze phéniquée, placée en cravate, complète le pansement.

Alimentation par la sonde œsophagienne.

Chloroformisation très longue, très laborieuse.

Les deux premiers jours pas d'accidents.

Gonflement modéré, douleurs presque nulles, état moral excellent.

Le surlendemain, dépôt rosacique abondant dans les urines.

30 janvier. Hémorrhagie légère par la bouche. Plaque de sphacèle occupant la pointe de la langue et se prolongeant assez profondément en arrière.

Le fil de caoutchouc tient encore.

Désinfection réitérée de la bouche avec la solution d'hydrate de chloral à 2 %, et pulvérisations prolongées sur la plaie.

Médication alcaline et extrait de noix vomique à cause du dépôt rosacique dans les urines.

Le soir. Hémorrhagie légère arrêtée spontanément.

Le 31. Dans la nuit, hémorrhagie plus sérieuse par la plaie sushyoïdienne. M. Verneuil rouvre et agrandit la plaie, la débarrasse des caillots putrides et des débris sphacélés et reconnait que le sang venait profondément de l'artère faciale dont la ligature s'était déjà détachée. On place sur elle une pince hémostatique à demeure. Désinfection du foyer qui est rempli d'ouate iodoformée.

La température oscille entre 38° et 39°. Etat général assez bon. Sulfate de quinine comme tonique.

Des hémorrhagies plus graves surviennent le 31 janvier au soir et le 1er février. On les arrête avec des pinces à demeure.

2 février. Le malade est très affaibli. T. 37°,2. M. Verneuil se décide à détruire la suture qui réunissait les deux moitiés de la lèvre inférieure et à ouvrir largement la cavité opératoire, pleine de caillots sanguins et de parties sphacélées répandant une odeur infecte. La cavité est désinfectée ; on laisse en place les deux pinces hémostatiques.

Tampons d'ouate iodoformée

Pendant un jour ou deux le malade va mieux.

Le 3. Le malade commence à tousser beaucoup.

Le 4. Nouvelle hémorrhagie légère.

Le 5. Réapparition de la fièvre.

Le 6. On constate tous les signes d'une pneumonie droite.

Mort le 8 février.

Autopsie. Encéphale et reins à l'état normal. Rate grosse et diffluente.

Poumons. Broncho-pneumonie étendue à droite; le lobe inférieur est passé à l'état de putrilage gangréneux ; assez grande quantité de sérosité purulente et quelques fausses membranes dans le péritoine. Foie volumineux, il pèse 1,960 grammes. Il est jaune clair sur la coupe et grenu à la surface. Le microscope démontre une sclérose interlobulaire avec stéatose des cellules hépatiques.

Cette observation nous montre la coïncidence de la septicité de la plaie buccale avec la pneumonie; elle nous montre aussi que les sécrétions de la bouche et de la plaie, retenues dans la cavité opératoire, peuvent d'autant plus facilement se putréfier et donner lieu à des accidents que leur écoulement et les lavages antiseptiques abondants sont plus difficiles. La rétention de ces liquides a nécessité la réouverture de la plaie pour permettre une désinfection plus complète et l'arrêt des hémorrhagies, sur la coïncidence desquelles, avec les lésions hépatiques et les urines rosaciques, M. Verneuil insiste depuis longtemps.

Dans la discussion qui eut lieu à la Société de chirurgie (1), sur ce sujet, d'autres chirurgiens (Trélat, Terrier) se basant sur leur pratique ont émis des doutes sur la fréquence des complications pulmonaires après ce genre d'opérations.

Le moyen qu'on a préconisé dans ces derniers temps, et employé surtout en Allemagne, pour obtenir une asepsie aussi complète que possible de la cavité opéra-

(1) *Bull. de la Soc. de chir.,* loc. cit.

toire, et permettre la respiration d'un air non infecté, après l'ablation des cancers de la bouche, de l'arrière-bouche, des maxillaires, etc., est la trachéotomie préventive ou préliminaire avec tamponnement de la trachée à l'aide de la canule tampon de Trendelenbourg.

Grâce à la trachéotomie, qu'on devrait plutôt appeler *adjuvante* que *préliminaire* (Kirmisson) (1), on peut, la respiration se faisant par la canule trachéale, tamponner le pharynx profondément, jusqu'à l'orifice supérieur du larynx, avec de la gaze iodoformée et faire les lavages et les manœuvres nécessaires pour désinfecter aussi complètement que possible la cavité opératoire.

La trachéotomie préventive (2) avec tamponnement de la trachée a été d'abord proposée (Trendelenbourg) (3), dans le but d'éviter les inconvénients qui résultent de l'écoulement du sang dans les voies aériennes pendant l'opération et pour faciliter l'emploi des anesthésiques ; M. Verneuil fit une fois la trachéotomie pour faciliter l'anesthésie pendant l'extirpation d'un polype naso-pharyngien.

Dans le même but, pour éviter l'écoulement du sang dans les voies respiratoires, pendant les opérations qui se pratiquent au voisinage de l'entrée de ces voies, Rose (de Zurich) a proposé d'opérer en mettant la tête dans une position déclive. Ce procédé employé par Wolff,

(1) KIRMISSON. Loc. cit.

(2) REDON. *De la bronchotomie préliminaire*, th. Paris, 1878.

(3) TRENDELENBOURG. *Arch. f. Klinische Chir.*, 1873.

Bardeleben, etc., augmente considérablement l'hémorrhagie.

Il y a longtemps que M. Verneuil (1) a formulé les préceptes à suivre pour éviter ces inconvénients. Il a montré l'utilité très grande du tamponnement postérieur des fosses nasales dans les opérations qui se pratiquent sur cette région et même du tamponnement antérieur pour les opérations faites sur le nez. Dans les opérations faites dans la bouche ou sur le maxillaire inférieur, on doit inciser les parties molles couches par couches, lier au fur et à mesure les artères coupées, n'inciser la muqueuse qu'en dernier lieu, et après avoir fait les sections osseuses dans les cas où une partie du maxillaire inférieur doit être réséquée.

Pour faciliter l'anesthésie dans ces cas on peut combiner avec avantage l'emploi du chloral à celui du chloroforme, comme le fait le professeur Trélat (2).

C'est pour éviter que l'air inspiré ne traverse la cavité buccale pleine de produits septiques, la pénétration de ces produits dans les voies respiratoires, et pour pouvoir désinfecter la cavité opératoire qu'on préconise plus particulièrement la trachéotomie préventive. Mais la trachéotomie est loin d'être une opération innocente. Elle

(1) *Bull. de l'Acad. de méd.*, Séance du 6 août 1867.
VERNEUIL. *De l'écoulement sanguin dans certaines opérations pratiquées sur la face et des moyens propres à en atténuer les inconvénients.* Arch. gén. de méd., 1870, t. XVI, p. 385.
(2) JORRY. *De l'anesthésie dans les opérations de la face,* etc., th. de Paris, 1880.

expose à son tour à des complications pulmonaires et il faudrait peut être mieux démontrer, avant de conseiller son emploi systématique, la nature septique microbienne des complications pulmonaires (Terrier).

D'un autre côté, par d'autres moyens, on peut jusqu'à un certain point obtenir l'asepsie si importante mais si difficile des plaies cavitaires. Les moyens employés dans ces cas sont la désinfection des cavités muqueuses pendant les jours qui précèdent l'opération (Billroth) ; les injections et les lavages répétés avec une solution chloralée ou boriquée ; les pulvérisations phéniquées (1) qui pénètrent dans tous les coins d'une plaie profonde et anfractueuse et qui, de plus, « très agréables à l'opéré, « répriment l'inflammation locale et semblent prévenir « très efficacement l'érysipèle » (Verneuil. *Mém. de chir.*, t. I, p. 141), enfin les pansements antiseptiques appliqués sur la plaie, parmi lesquels l'iodoforme semble actuellement jouer le principal rôle.

Nous avons cité plus haut Barker et Woeffer, qui attribuent une grande importance au drainage très large à travers le plancher buccal pour éviter la septicité après l'ablation des cancers de la bouche. Or, c'est précisément pour obtenir un écoulement facile des liquides septiques et une antisepsie rigoureuse par les lavages et la pulvérisation phéniquée, que M. Verneuil conseille de laisser ces plaies béantes ou de ne faire dans quelques cas qu'une réunion très limitée.

---

(1) VERNEUIL. *La pulvérisation prolongée ou continue comme procédé de la méthode antiseptique.* Arch. gén. de méd., 1883, vol. 1.

Tout en n'admettant point que la pneumonie, dans ces cas, soit due à l'inspiration de l'air chargé de particules provenant de la décomposition des matières dans la bouche et le pharynx, raison pour laquelle il rejette la trachéotomie préventive, il reconnait cependant que la septicité de la cavité opératoire joue un grand rôle dans la mortalité si grande après l'ablation des cancers de ces régions.

« Pour obtenir l'asepsie de ces plaies, je crois que le
« meilleur moyen est de rendre le foyer largement acces-
« sible aux antiseptiques » (Verneuil).

C'est à propos du cas qui fait le sujet de l'obs. XXXIII (pharyngotomie) qu'il insista sur ces faits dans la Société de Chirurgie. Aucune réunion ne fut faite pour rendre les lavages faciles et les pulvérisations phéniquées plus efficaces.

L'antisepsie s'obtenait très bien grâce à ces moyens. Pendant quelque temps, l'état du malade a été satisfaisant étant donnée la gravité de ces traumatismes; mais à la fin il s'alimentait mal, il s'affaiblissait de plus en plus et finit par s'éteindre 2 mois et 3 jours après l'opération.

Des trois malades chez lesquelles Langenbeck (*loc. cit.*) pratiqua la pharyngotomie avec trachéotomie préventive 2 sont morts de pneumonie le 3° et le 14° jour; le troisième fut emporté par l'hémorrhagie.

Des 6 opérés de M. Polaillon (*loc. cit.*) pour des cancers de l'arrière-bouche (amygdale, pharynx et isthme du gosier) 3 sont morts d'hémorrhagie le 19°, le 17° et le 5° jour. Un mort de broncho-pneumonie le 4° jour. Deux autres malades ont été guéris de l'opération et morts de récidive, l'un, 7 mois et demi après l'opération, l'autre, opéré au commencement de l'année, n'est mort que l'année suivante.

Le malade d'Israël (1), (pharyngotomie pour cancer, trachéotomie préventive) est mort le 7e jour d'un phlegmon gangréneux.

Ces exemples montrent que le pronostic de ces opérations est très grave, et une survie de plus de deux mois comme chez le malade qui fait le sujet de l'obs. XXXIII, est très importante à considérer.

Dans certains cas les chirurgiens ont été plus heureux que dans le cas précédent. Exemple les cas de Labbé (2), Novaro (3), etc., et surtout les cas de sarcomes du pharynx (4).

Observation XXXIII (résumée). — *Adéno-myxome de la partie supérieure du pharynx. — Opération préliminaire. — Section médiane du voile du palais. — Un mois après, ablation de la tumeur. — Pansement antiseptique ouvert. — Alimentation insuffisante. — Broncho-pneumonie. — Mort. — (Par* Verneuil. *Bull. et mém. de la Soc. de chir. de Paris, t. XII, n° 7, août 1886, p. 501.)*

Ser..., 49 ans, terrassier, entre à l'hôpital de la Pitié, salle Michon, n° 32, service de M. Verneuil, le 30 janvier 1886.

Pas d'antécédents particuliers.

En janvier 1885, violentes douleurs de tête, des oreilles, à l'œil et à la fosse nasale du côté droit.

(1) Israel d'après Revue d'Hayem, 1884, t. XXIII, p. 739.
(2) *Bull. de l'Acad. de méd.*, 28 juillet 1882.
(3) Castex. *Loc. cil.*
(4) *Ibidem.*

Bientôt un peu de gêne de la respiration et en novembre des douleurs dans la gorge, gêne de la déglutition.

Amaigrissement.

Le 10 janvier 1886, le médecin traitant constate la présence d'une tumeur pharyngienne.

A l'entrée. — Pâleur, amaigrissement, état moral mauvais. L'examen des viscères et des urines ne révèle rien d'anormal. L'ouïe est affaiblie à droite, diplopie, pupille droite un peu dilatée ; salivation exagérée.

Le doigt, introduit derrière le bord libre du voile du palais, qui est un peu abaissé, sent une tumeur dure, faisant corps avec la partie latérale droite du pharynx, du volume d'un œuf de poule, mais dont il est impossible d'atteindre la limite supérieure.

Pas de ganglions sous-maxillaires, les ganglions carotidiens paraissent plus volumineux à droite qu'à gauche.

Pour compléter l'examen local : pulvérisations répétées avec une solution de cocaïne au 1/50ᵉ les 6, 7 et 8 février, et section du voile du palais d'avant en arrière avec le thermo-cautère. On aperçoit alors une tumeur noirâtre, mollasse, implantée sur la partie latérale droite du pharynx et se continuant avec l'apophyse basilaire.

M. Nepveu en examine quelques fragments : c'est un adéno-myxome.

Un peu de fièvre les jours suivants. A partir du 13, pas de fièvre, diminution des douleurs, mais amaigrissement de plus en plus marqué.

Le 8 mars 1886, extirpation de la tumeur par M. Verneuil.

Avant l'opération la température est à 39°. Chloroforme.

Incision au thermo-cautère partant de la commissure labiale droite, descendant vers le bord inférieur de la mâchoire qu'elle suit jusqu'à l'angle du maxillaire inférieur.

Dissection avec le thermo-cautère du lambeau circonscrit sans ouverture de la cavité buccale, puis ouverture de cette cavité.

Ablation de la moitié droite du voile du palais ; section avec la scie du maxillaire inférieur au niveau de la gouttière de l'artère faciale.

La tumeur, facilement accessible et visible, est saisie avec des pinces de Museux et attirée en bas, puis détachée de l'apophyse basilaire avec les doigts et la rugine mousse.

Résection de la paroi latérale droite du pharynx après section de la pharyngienne inférieure entre deux ligatures.

Hémorrhagie peu abondante pendant l'opération. Tampon iodoformé dans la plaie pharyngienne. *La plaie est laissée béante.* Pansement phéniqué ouvert dans les premiers jours qui suivent l'opération, malade très faible et très affecté.

Deux pulvérisations phéniquées prolongées par jour en maintenant les lambeaux écartés pour permettre à la vapeur phéniquée d'arriver jusque dans le pharynx.

Nettoyage de la bouche avec une solution de chloral au 1/100. La température oscille entre 37° et 38°. Le malade ne pouvant pas supporter la sonde œsophagienne introduite par le nez, il s'alimente bien avec un biberon.

16 mars. — Renouvellement du tampon iodoformé qui est supprimé le 26. On continue la pulvérisation. La plaie a toujours été fort belle depuis le jour de l'opération.

Le 28. Légère nécrose des deux extrémités du maxillaire sectionné.

2 avril. Le malade refuse la pulvérisation. Le soir, la température monte à 39°. Les douleurs, quoique moins intenses depuis quelques jours, sont toujours assez vives dans l'oreille droite et la moitié correspondante de la face.

L'état général est resté le même depuis l'ablation. Le malade n'a pas maigri davantage.

Pendant le mois d'avril, l'état s'améliora progressivement. La gaieté reparut. Les forces revinrent et le malade se leva et se promena dans la salle; mais du 1er au 10 mai, l'anoréxie et la tristesse reparurent, bien qu'aucun symptôme morbide grave ne pût être constaté, l'affaiblissement augmenta de jour en jour et le patient s'éteignit le 11 au matin.

Autopsie le 12 avril. Broncho-pneumonie à gauche peu étendue. Dans la plaie du même côté, épanchement séro-purulent d'un litre et demi environ ; adhérence de formation récente. Un peu de congestion à la base du poumon. Pas de tubercules dans aucun organe. Les autres viscères sains.

Aucune trace de tissu morbide dans la plaie, ni dans le pharynx, ni au voile du palais.

La cavité crânienne étant ouverte et le cerveau enlevé, on remarque sur la face supérieure du corps du sphénoïde, dans la selle turcique, un trou, de la largeur d'une lentille.

Les parties correspondantes de l'encéphale, des méninges et des sinus ne présentent aucune altération.

L'emploi de la sonde œsophagienne nasale est d'un très grand secours dans toutes ces opérations. On empêche ainsi la déglutition de produits septiques ou la pénétration de parcelles alimentaires infectées dans les voies respiratoires.

Nous devons enfin signaler les services que peut rendre l'emploi du thermo-cautère dans l'exérèse de ces tumeurs : il facilite l'opération en diminuant l'hémorrhagie, et la plaie cavitaire ainsi produite étant moins propre à l'absorption, met, jusqu'à un certain point, à l'abri de l'infection septicémique (Jeannel (1), Verneuil).

C'est d'après les préceptes indiqués par M. Verneuil, exérèse au thermo-cautère par une large voie préliminaire, pas de réunion ou réunion très limitée de la plaie, lavages abondants, pulvérisations phéniquées avec le pulvérisateur à vapeur, pansement antiseptique ouvert, avec gaze iodoformée dans la cavité opératoire, alimentation

____

(1) JEANNEL. *Loc. cit.*

par la sonde œsophagienne nasale, qu'ont été faites avec succès les opérations qui font le sujet des observations suivantes. Chez le premier malade, atteint d'un épithélioma très étendu de la bouche et de l'arrière-bouche, la guérison opératoire se fit sans entraves, sans accidents fébriles bien marqués. Plus de quatre mois après l'opération, il n'y avait pas de récidive. Chez le second (épithélioma lingual et buccal), la guérison opératoire se fit également très bien. Quelques accidents fébriles, dus à la rétention de liquides, cédèrent à l'agrandissement de la plaie et aux pulvérisations phéniquées.

OBSERVATION XXXIV (INÉDITE). — *Epithélioma étendu de l'arrière-bouche du plancher buccal et de la langue. — Ablation. — Pas de restauration immédiate. — Guérison opératoire. — Pas de récidive plus de quatre mois après l'opération.* (Due à l'obligeance de notre excellent ami le Dr VERCHÈRE, chef de clinique de la Faculté.)

Dal..., 59 ans, concierge, entre à l'hôpital de la Pitié le 1er juin 1886, salle Michon, n° 2, service de M. Verneuil.

Pas d'antécédents particuliers. Pas de syphilis. Début vers le mois de juin 1885 par des douleurs dans la mâchoire près de l'angle du côté droit.

Peu de temps après, le malade remarquait l'engorgement des ganglions sous-maxillaires du même côté.

Le 25 novembre 1885, M. le Dr Verchère ayant examiné le malade constate l'existence d'un épithélioma du pilier antérieur droit envahissant la partie voisine du plancher buccal et la partie latérale de la langue. Les ganglions sous-maxillaires étaient déjà engorgés.

Le malade pouvait ouvrir la bouche. Malgré des douleurs

extrêmement vives surtout du côté de l'oreille, il ne se décida pas à l'opération à cette époque.

En avril 1886, le malade ne pouvait plus ouvrir la bouche. Alimentation lactée et poudre de viande. L'état général était encore bon, mais les douleurs, surtout du côté de l'oreille, étaient devenues atroces. Les ganglions engorgés étaient un peu plus gros Pas d'hémorrhagies.

A son entrée, la bouche ne peut presque plus s'ouvrir, perte continue de sa salive.

Le 10 juin 1886. Examen du malade sous le chloroforme. Par des efforts violents et à l'aide de la vis en bois et de l'écarteur, on parvient à ouvrir la bouche. On peut alors constater que l'épithélioma occupe tout le pilier antérieur droit du voile, toute la partie moyenne de la moitié latérale droite de la langue et s'étend sur la partie voisine du plancher buccal.

La masse morbide est adhérente au maxillaire inférieur.

Le 11. On constate un phénomène très curieux qu'on peut attribuer à une déchirure de la muqueuse buccale. La région temporale présente tous les signes d'un emphysème localisé qui persiste 5 à 6 jours.

Gonflement avec tremblotement gélatiniforme, sonorité tympanique et crépitation.

Opération le 18 juin par M. Verneuil. Chloroformisation.

On fait l'incision Maunoury-Verneuil et on dissèque le lambeau.

Après la ligature de la linguale et de la faciale, on fait la résection partielle de la branche horizontale du maxillaire inférieur sur une étendue de 4 centimètres.

Les ganglions sous-maxillaires engorgés sont disséqués et enlevés avec l'os, puis on poursuit l'ablation des parties malades avec le thermo-cautère.

On enlève presque toute la moitié latérale droite de la langue jusqu'à la face antérieure de l'épiglotte qui est disséquée et qui forme le fond de la plaie.

Toute l'amygdale, la loge amygdalienne, le pilier antérieur et la partie voisine du plancher buccal sont enlevés. Un fil est passé au devant de l'épiglotte pour l'empêcher d'obturer le larynx. La perte de sang, pendant l'opération, n'a pas été très abondante. La commissure labiale est reconstituée par la suture de la partie verticale de l'incision et la plaie est laissée béante.

Pansement antiseptique ouvert avec de la gaze trempée dans l'eau phéniquée et des tampons iodoformés.

Pulvérisations chloralées les jours suivants et alimentation par la sonde œsophagienne nasale. Le soir, hémorrhagie assez abondante arrêtée facilement avec deux pinces hémostatiques.

Le 19. Le malade est abattu; il a eu un peu de fièvre et la face est légèrement gonflée.

Le 21. Le fil épiglottique est coupé. Pas de fièvre.

Le 22. La langue se renversant en arrière, le malade tousse et respire difficilement dans le décubitus dorsal. Il est soulagé en se couchant sur le côté.

L'état général est assez bon. Pas de douleurs.

Le 24. L'état général est bon. La langue fait saillie à travers la brèche sous-maxillaire déjà diminuée d'étendue.

Perte continue de la salive.

Le 28. Hémorrhagie peu abondante arrêtée facilement.

Pendant le mois d'août la perte de substance se comble assez rapidement et il ne survient aucun accident.

Le malade quitte l'hôpital.

Le 1er septembre. Son état était le même que le 29 octobre, époque à laquelle nous l'avons reçu. La bouche n'est guère déformée. Dans la région sous-maxillaire droite, il existe un enfoncement assez marqué dû à la résection du maxillaire. A ce niveau, il persiste une perte de substance de l'étendue d'une pièce de 50 centimes, communiquant avec la bouche et comblée par un bourrelet de la muqueuse buccale.

L'arcade dentaire inférieure reste à un centimètre derrière la supérieure. Le malade peut à peine ouvrir la bouche. La perte continue de la salive le gêne beaucoup et l'empêche de dormir,

Au niveau de la résection, le maxillaire est douloureux à la pression. Il existe probablement un séquestre qu'on ne peut encore extraire. Pas de douleurs spontanées.

Le malade s'alimente toujours par la sonde nasale.

L'état général est assez bon et on n'aperçoit pas trace de récidive. Depuis un mois, il prend de la liqueur de Fowler.

OBSERVATION XXXV (PERSONNELLE).—(Complétée d'après les renseignements qu'a bien voulu nous communiquer M. DAVID, élève du service.)

N..., 66 ans, entré le 9 novembre 1886 à l'hôpital de la Pitié, salle Michon, n° 19.

Pas d'antécédents particuliers. Pas de syphilis. Le début de sa maladie actuelle remonte à dix mois.

Epithélioma occupant les deux tiers antérieurs de la moitié droite de la langue qui est dure, douloureuse, augmentée de volume et fixée contre le plancher buccal, dont la partie droite est également envahie jusqu'à la face postérieure du maxillaire inférieur. Ganglions sous-maxillaires engorgés formant une tumeur dure, grosse comme une noix et fixée contre le maxillaire.

Le malade souffre beaucoup en mangeant et ressent de temps à autre des élancements dans l'oreille droite. L'état général est assez satisfaisant.

Le malade est opéré par M. Verneuil le 15 novembre 1886.

Après avoir fait l'incision Maunoury-Verneuil et relevé le lambeau ainsi formé, on résèque une partie de la moitié droite de la branche horizontale du maxillaire inférieur. Poursuivant la dissection des parties envahies avec le thermo-cautère, on enlève avec le fragment osseux la partie correspondante du plancher buccal, les glandes et les ganglions sous-maxillaires et les trois quarts environ de la langue.

La partie verticale de l'incision qui s'étend de la commissure labiale au bord inférieur du maxillaire est seule réunie à l'aide de quatre points de suture. Quant à la partie horizontale étendue d'avant en arrière, parallèlement au bord inférieur du maxillaire, elle est laissée béante et pansée avec des bandelettes iodoformées et phéniquées. Alimentation par la sonde œsophagienne nasale. Lavages antiseptiques de la bouche.

16 novembre. Le malade a souffert dans la nuit. On renouvelle le pansement qu'on fait très léger. T. matin 37°,8 ; soir 37°.

Le 19. Le malade a passé une mauvaise nuit. La veille au soir, T. 38°,4. Une partie de la plaie laissée béante s'est réunie d'elle-même. M. Verneuil, attribuant les accidents à la rétention des liquides, désunit la plaie et prescrit des pulvérisations phéniquées. T. du soir 37°,8.

Le 20. Le malade se trouve mieux. Il a passé une bonne nuit.

Le 22. La bouche répand une odeur fétide. On continue les pulérvisations phéniquées.

A partir de ce jour, le malade devient très insoumis. Il retire sa sonde et se lève dans la nuit.

Dans les premiers jours de décembre, il commence à aller beaucoup mieux. Il avale des aliments liquides, mais quelques jours après, on constate un engorgement des ganglions carotidiens. La plaie étant cicatrisée, il quitte l'hôpital au commencement de janvier.

§ 4. — Importance des anaplasties tardives au point de vue de l'ablation radicale des néoplasmes et de la surveillance de leur récidive. Inefficacité de l'anaplastie immédiate contre la récidive du cancer.

A). Les chirurgiens sont d'accord d'une manière générale sur l'importance de l'ablation large et précoce des tumeurs; la récidive étant trop fréquente pour un grand nombre d'entre elles, c'est à ce prix seulement qu'on pourra espérer l'éviter et en rendre le pronostic moins sombre.

Quelques-unes d'entre elles, rangées dans la classe des tumeurs cliniquement bénignes, ne récidivent point si elles sont radicalement enlevées; mais leur récidive sur place a été souvent observée dans des cas d'ablation incomplète (*récidive par continuation*). L'extirpation complète de ces tumeurs est du reste facile d'une manière générale, étant donnés leur enkystement ou leur délimitation et leur localisation exactes au milieu des tissus sains.

D'autres tumeurs (certaines variétés de sarcome par exemple), présentent une marche relativement bénigne; elles restent bien limitées pendant quelque temps au moins et n'envahissent que tardivement et rarement le système lymphatique. L'ablation large et plusieurs fois renouvelée, a été, dans certains de ces cas, suivie de guérison.

Les tumeurs connues plus particulièrement en clinique sous le nom de cancers (certaines variétés de sarcomes, les carcinomes, épithéliomes, etc.) se distinguent par leur tendance plus ou moins marquée à la généralisation, la rapidité plus ou moins grande avec laquelle elles envahissent le système lymphatique et l'extrême fréquence ou la constance même des récidives locales après leur ablation. Ces néoplasmes, au lieu de rester circonscrits, se diffusent pour ainsi dire dans les parties voisines avec lesquelles ils se confondent. Leur propagation se fait d'une manière *continue*, par des traînées néoplasiques, ou bien d'une manière *discontinue*, quand il se forme à quelque distance de la masse néoplasique centrale des foyers distincts et qui peuvent jouer un grand rôle dans les récidives locales, après l'ablation de ces tumeurs.

M. Heurtaux (de Nantes) (1) a insisté sur cette diffusion des épithéliomas, sur les traînées épithéliales par lesquelles les cancroïdes se propagent au loin dans le tissu cellulaire, entre les faisceaux musculaires, le long des vaisseaux et des nerfs de la région. Dans ces cas, la récidive locale, résultant souvent d'une ablation incomplète du tissu morbide, n'est qu'une continuation de la maladie; avant la cicatrisation complète, les bourgeons charnus deviennent exubérants, prennent un mauvais aspect et le mal suit sa marche envahissante, surtout si le chirurgien ne cherche point à en arrêter les progrès par des interventions complémentaires. Dans d'autres cas, au contraire, la récidive locale, survenant longtemps après la cicatrisation, on est amené à admettre que l'ablation a été complète, mais que la région primitivement atteinte présente une prédisposition particulière *(récidive par répullulation)*. Broca a beaucoup insisté sur cette influence de la région dans la récidive locale des néoplasmes.

Nous voyons donc d'après ce qui précède combien il est important, dans l'ablation des cancers, de dépasser largement les limites du mal. En présence d'un épithélioma de la bouche et de l'arrière-bouche, quand le diagnostic n'a pas été fait dès le début, quand un traitement

(1) Heurtaux. Th. de Paris, 1860.

inopportun, ioduré ou mercuriel, ou des cautérisations si fréquemment et si malheureusement employées par les médecins n'ont pas rendu impossible une ablation radicale par les voies naturelles, il ne faut point hésiter à s'ouvrir une voie large, par des opérations préliminaires, non seulement à travers les parties molles, mais en réséquant aussi des parties osseuses, même saines (Maisonneuve, Verneuil, etc.) quand le salut du malade le demande.

Il ne faut pas non plus hésiter à enlever les parties molles bien au delà des limites du mal, et à suivre même l'exemple de Kocher (de Berne), qui enlève la glande et les ganglions sous-maxillaires cliniquement sains pour se mettre à l'abri des récidives après l'ablation des épithéliomas de la langue.

Comme le faisait remarquer M. Verneuil dans la discussion qui eut lieu sur ce point à la Société de chirurgie en 1880, dans les cas très graves dans lesquels on fait des opérations larges, les résultats sont relativement favorables; dans les cas beaucoup moins graves, les résultats ne sont pas meilleurs, les opérations parcimonieuses faites dans ces derniers étant rapidement suivies de récidive. Les statistiques consignées dans la thèse de Schläpfer (1) parlent dans ce sens.

On ne doit pas non plus reculer devant la perspective de la récidive presque constante ou constante même de ces cancers épithéliaux; en effet, en dehors des opérations curatives, il y a des opérations palliatives, et quand les malades souffrent beaucoup, quand il y a des hémorrha-

____

(1) Schlapfer. *Ueber die vollständige Extirpation der Zunge.* Zurich, 1878.

gies, on peut quelquefois, en les opérant, leur procurer une survie plus ou moins longue et très supportable (1).

Par des ablations larges, on pourrait espérer mettre le malade plus sûrement à l'abri des récidives dans les épithéliomas des lèvres, de l'aile du nez, des paupières dont la gravité moindre que celle des épithéliomas des cavités muqueuses de la face est connue depuis longtemps. Enfin il est inutile d'insister sur la malignité moindre et tardive de l'épithélioma cutané de la face (*noli me tangere*) qui très souvent a pour point de départ les glandes sudoripares d'après Verneuil, et qui, parmi les cancers, est celui qui compte le plus de guérisons radicales et définitives (2).

De ce que nous avons dit plus haut sur les causes anatomiques des récidives, il résulte que l'exérèse largement faite pourrait seule, dans quelques cas, mettre à l'abri des récidives locales des néoplasmes. Dans le XVIIIᵉ siècle, on cherchait à arriver au même résultat en faisant suppurer les plaies résultant de l'ablation des tumeurs (voir p. 27). Plus tard, au contraire, attribuant la récidive à l'irritation produite par la suppuration, c'est par la réunion et l'autoplastie immédiate qu'on chercha à l'empêcher ; et certains chirurgiens se sont même préoccupés quelquefois, bien plus de garder assez de peau pour la restauration immédiate de la plaie, que de l'ablation complète du néoplasme.

Or c'est précisément à cette ablation incomplète « respectant autour de la tumeur trop de tissus en apparence sains et en réalité déjà malades, » que sont dues le plus

(1) *Bull. de la Soc. de chir.*, 1880.
(2) Lebert. *Mém. de la Soc. de chir.* 1851.

souvent les récidives. C'est ainsi que la réunion a pu quelquefois favoriser pour ainsi dire la récidive au lieu d'en mettre à l'abri. C'est ce qui est arrivé quelquefois dans l'ablation de certaines tumeurs du sein, quand, pour pouvoir affronter les lèvres de la plaie, on se contente de disséquer la peau qui recouvre la tumeur, au lieu d'enlever largement tout le sein avec la peau qui le recouvre.

Quoi qu'il en soit, en admettant les anaplasties tardives pour les épithéliomas de la face, on ne sera pas exposé à faire des ablations parcimonieuses et à ménager l'étoffe, dans le but d'obtenir une restauration immédiate, qui serait quelquefois très rapidement suivie de récidive.

Chez la malade qui fait le sujet de l'observation suivante, l'épithélioma du grand angle de l'œil fut enlevé deux fois et la plaie restaurée immédiatement. La récidive fut immédiate après les deux opérations. Vingt-cinq mois après la troisième ablation, faite par M. Verneuil, et après laquelle la plaie fut abandonnée à la restauration spontanée, il n'y avait pas trace de récidive. Il est possible que, dans la préoccupation de rendre la restauration immédiate plus aisée, les premières ablations aient été insuffisantes.

OBSERVATION XXXVI (PERSONNELLE). — *Epithélioma sudoripare occupant le grand angle de l'œil gauche et une partie des
voiles palpébraux. — Ablation. — Blépharoplastie immédiate.
— Récidive. — Nouvelle ablation suivie de réunion immédiate de la plaie. — Pas de guérison. — Dernière ablation
large sans restauration. — Réparation spontanée sans accidents. — Guérison.*

Madame Chau..., 52 ans, habitant la campagne, ne présente
rien de particulier à signaler dans ses antécédents héréditaires
ou personnels.

L'épithélioma débuta, il y a quatre ans et demi à cinq ans
environ, sous la forme d'un petit bouton siégeant au niveau de
la région du sac lacrymal. Presque stationnaire d'abord, il
acquit plus tard le volume d'une noisette et commença à être le
siège d'élancements pénibles. Les topiques de toute sorte ne
donnant aucun résultat, des cautérisations au nitrate d'argent
furent faites par son médecin deux ans après le début de la
maladie.

Trois mois environ après cette tentative restée infructueuse,
la tumeur fut enlevée au bistouri par le Dr X... La paupière
inférieure a dû être dédoublée.

Il en résulta une plaie occupant la région du sac lacrymal et
un peu plus de la moitié interne de la paupière inférieure.

La plaie fut comblée à l'aide d'un lambeau pris sur le front
au-dessus de la racine du nez. Le lambeau s'est bien réuni;
mais le traitement n'était pas encore achevé que l'épithélioma
récidiva sous le lambeau qui fut envahi à son tour.

Les douleurs recommencèrent.

Nouvelle ablation par le Dr X... deux ans après la première réunion de la plaie. La vue du côté gauche était très
trouble à ce moment. Pas de guérison. La marche du néoplasme
ne fut pas enrayée.

Peu de temps après, en mars 1882, la malade vint consulter M. Verneuil.

L'épithélioma envahissait ce qu'il restait du lambeau de la première restauration autoplastique. La conjonctive palpébrale inférieure et bulbaire étaient prises, l'œil restait fermé, et la vue du côté malade était complètement perdue.

Opération le 30 mars 1882 par M. Verneuil.

Toutes les parties atteintes furent largement enlevées, le globe oculaire énucléé, la cavité orbitaire nettoyée ; à travers sa paroi interne on pénètre dans la fosse nasale voisine qui était envahie. La paupière inférieure fut excisée. Après cette opération, il resta une large plaie occupant la place de la paupière inférieure, la région du sac et la partie interne de la paupière supérieure. La plaie fut laissée largement ouverte et pansée à plat à l'eau phéniquée.

L'orbite fut comblé avec un tampon d'ouate phéniquée. La réparation spontanée se fit sans encombre et la malade était complètement guérie vers la fin du mois de juin 1882.

La malade étant venu voir M. Verneuil le 8 mai 1884, nous pûmes recueillir cette observation et constater les faits suivants.

La paupière supérieure adhère, par son bord ciliaire, à une cicatrice linéaire qui occupe la place de la paupière inférieure et la région du sac. La paupière supérieure, attirée en bas par cette adhérence, ferme comme un voile la base de l'orbite. Ce voile n'est pas tendu verticalement, mais légèrement enfoncé dans la cavité orbitaire, de façon à présenter une sorte de cupule à concavité antérieure dans laquelle on logerait un globe oculaire.

Le sourcil gauche attiré aussi en bas se trouve au niveau du rebord orbitaire.

Il n'existe aucune trace de récidive et la guérison se maintient parfaite.

Cette observation nous montre que le lambeau autoplastique a été rapidement envahi par l'épithélioma. Ce revers eût été évité, si dès la première opération, la plaie avait été laissée béante et la récidive détruite dès son apparition.

B). On fit grand bruit jadis au sujet d'une théorie émise par Martinet (de la Creuse) (1), basée sur des faits cliniques, et d'après laquelle l'autoplastie pourrait prévenir la récidive locale des cancroïdes et des cancers. Cette théorie n'a plus aujourd'hui qu'un intérêt historique.

Dans les cas rapportés par Martinet, la première ablation, suivie de récidive, avait été incomplète; aussi après une nouvelle ablation plus soigneusement faite et suivie d'autoplastie les malades, longtemps après, ne présentèrent point de récidive. Martinet, qui faisait l'autoplastie sur surface bourgeonnante, voulait éviter ainsi les tiraillements qu'exercerait la cicatrisation spontanée et auxquels il attribuait la répullulation du mal. D'autres qui admirent jusqu'à un certain point les idées de Martinet (de la Creuse), pensèrent que le lambeau autoplastique agissait en apportant une vie nouvelle (Dieffenbach, Philips) (2), en imprimant des modifications vitales aux parties sur lesquelle il est transplanté (Blandin) (3), ou enfin qu'en empêchant la suppuration il supprimait une irritation continue qui conviendrait peu au cancer.

(1) MARTINET (de la Creuse). *Mémoire sur un nouv. procédé opératoire propre à prévenir la récidive du cancer.* Gaz. méd. de Paris, 1834, p. 657.

(2) PHILIPS. *Lettre chirurgicale à Dieffenbach.* Bruxelles 1839.

(3) BLANDIN. *Bull. de l'Acad., de méd.* 1844-45, t. X, p. 458.

On a même cité des faits à l'appui (Blandin, Jobert, Chassaignac) ; dans quelques cas, après plusieurs abla-tions suivies de récidives, la dernière opération faite plus largement, parce qu'on était sûr de pouvoir combler la plaie avec un lambeau, devenait naturellement plus effi-cace. On a insisté aussi sur ce fait, souvent observé, que la récidive locale respecte le lambeau et ne se montre qu'au-tour ou au-dessous de lui (Chassaignac) (1). C'était déjà restreindre l'efficacité de cette greffe de tissu sain, desti-née à modifier la nutrition de la région envahie par le néoplasme, comme la greffe végétale fait prendre au pied toutes ses habitudes et l'oblige à renoncer à toutes les siennes (2). Mais non seulement la récidive apparaît sous le lambeau, mais celui-ci peut aussi être rapidement envahi, comme on l'a souvent observé.

Quoi qu'il en soit « de cette supposition singulière », comme le disait Gerdy (3), on connaît mieux aujourd'hui les causes anatomo-pathologiques de la récidive locale des néoplasmes contre laquelle l'autoplastie ou la réu-nion ne peuvent avoir aucune influence directe. Au con-traire, si l'ablation large et précoce des tumeurs sujettes à récidive doit être le premier soin du chirur-gien, la surveillance ultérieure, en laissant les plaies ouvertes après l'ablation de quelques-unes d'entre elles, peut rendre dans certains cas de réels services. On peut ainsi, en ne couvrant point la plaie, saisir la récidive dès le début, détruire mieux un épithélioma incomplètement

(1) *Mém. de la Soc. de chirurgie*, 1853, t. III, p. 3.
(2) Van Mons. Cité par le prof. Senne (de Montpellier), *loc. cit.*
(3) *Bull. de l'Acad. de méd.* 1844-45, p. 458.

enlevé dans une première opération, par des interventions successives, et ne fermer la plaie que tardivement, quand une récidive rapide ne menace point d'envahir des lambeaux quelquefois péniblement confectionnés et rendre une deuxième restauration encore plus difficile. De cette façon aussi on pourrait espérer procurer au malade une survie plus longue dans certains cas.

L'observation suivante nous montre un grand lambeau autoplastique rapidement envahi par la récidive. Certes, ces épithéliomas buccaux présentent une grande gravité et une tendance extrême à la récidive, mais l'application du principe de la surveillance et de la destruction immédiate des bourgeons suspects a pu, dans d'autres cas, être très utile (Obs. XLI).

OBSERVATION XXXVII (RÉSUMÉE). — (POLAILLON, *Gaz. méd. de Paris*, 31 juillet 1886.)

Jacquet, 63 ans, garçon de magasin, entré le 7 avril 1884, salle Broca, n° 33.

Epithélioma ulcéré de la joue gauche avec adhérence au maxillaire inférieur. Perforation de la paroi buccale, ganglions sous-maxillaires gauches dégénérés.

24 avril. Opération. Incisions circonscrivant le mal, aux lèvres, à la joue et à la région sous-maxillaire. Résection de la moitié gauche du maxillaire inférieur. Ablation des ganglions. Restauration de l'énorme perte de substance avec un lambeau pris à la peau du cou.

Suture métallique du lambeau.

Pansement de Lister. Alimentation avec une sonde. Cicatrisation rapide du lambeau. Guérison de l'opération. Mais la cachexie survient. Le lambeau autoplastique est envahi par le néoplasme. Mort le 3 août ; 3 mois et 10 jours après l'opération.

Le principe des restaurations tardives peut encore être utile au point de vue de l'ablation radicale des néoplasmes dans les cas suivants.

C). Dans l'ablation de certaines tumeurs, il peut survenir pendant l'opération des accidents divers, hémorrhagies ou autres, qui obligent le chirurgien à terminer rapidement l'opération sans s'être assuré au préalable de l'exérèse complète du néoplasme. Telles sont les hémorrhagies si fréquentes qui peuvent survenir dans le cours de l'ablation des polypes naso-pharyngiens et mettre en danger la vie du malade.

Dans d'autres cas, les difficultés opératoires peuvent prolonger outre mesure l'opération et, dans ces cas, un sommeil anesthésique par trop prolongé, surtout si l'hémorrhagie opératoire a été abondante, ou que le malade est très affaibli, peut ne pas être sans danger.

Il y a donc tout intérêt à laisser la plaie béante, et à ne pratiquer ni la réunion, ni l'autoplastie immédiates. On peut se contenter seulement de bien fermer la plaie avec un pansement antiseptique en tamponnant les cavités opératoires avec de la gaze iodoformée ou autre. Au bout de quelques jours, quand le malade est bien remis, on défait le pansement, on inspecte la région opératoire et c'est alors qu'on peut compléter l'ablation de la tumeur par une intervention complémentaire, quelquefois par la cautérisation plus ou moins énergique de la plaie. On peut même, dans certains cas, comme dans les polypes naso-pharyngiens, en laissant la plaie ouverte, continuer la cure de la tumeur d'une manière lente, par des cautérisations successives.

On peut voir dans l'observation suivante que, pendant l'ablation laborieuse d'un polype naso-pharyngien par la voie faciale, la perte d'une grande quantité de sang amena une syncope mortelle.

Comme le fait remarquer l'opérateur, la chloroformisation prolongée, l'inspiration d'une certaine quantité de sang et l'hémorrhagie chez un malade affaibli, doivent être invoqués pour expliquer cet accident.

OBSERVATION XXXVIII (RÉSUMÉE). — *Polype naso-pharyngien. — Résection du maxillaire supérieur. — Mort à la fin de l'opération.* — (Observ. par DUMONET, interne. — POLAILLON, *loc. cit.*, 17 juillet 1886.)

Lacou..., 18 ans, maçon, entre le 5 avril 1886 à l'hôp. de la Pitié, salle Broca, n° 28.

Pas d'antécédents à signaler.

Début il y a un an. A son entrée on constate que la narine droite est occupée par une masse fongueuse.

Masse fibreuse au-dessus du voile du palais. Prolongement de la tumeur à la face interne de la joue, les fosses nasales, le sinus maxillaire et les fosses ptérygo-maxillaires.

Epistaxis. Anémie prononcée. Etat général assez bon. Exophthalmie.

Opération le 13 avril. Chloral avant la chloroformisation. Incision avec le bistouri depuis la commissure labiale droite jusqu'à l'os maxillaire.

Dissection du lambeau avec le thermo-cautère. Résection du

maxillaire supérieur. Dissection très laborieuse du polype, ablation par fragments. Implantation sur l'apophyse basilaire.

Malgré la rapidité de l'opération, l'exérèse avec le thermocautère, le pincement et la ligature de toutes les artères coupées, le malade perd une assez grande quantité de sang. Sa face devient pâle, ses inspirations sont lentes et irrégulières. On le fait revenir de plusieurs petites syncopes.

Le malade déglutit une quantité notable de sang. Les parties molles sont suturées à la hâte. Tout à coup la face du malade se cyanose. Sa respiration devient laborieuse, le pouls s'arrête, syncope très grave. Mort, malgré l'emploi de tous les moyens employés dans les circonstances analogues.

Autopsie. — Pas de prolongements intra-crâniens de la tumeur. Dans l'estomac, 60 gr. de sang, une certaine quantité de sang dans les petites bronches.

« J'aurais sans doute évité les accidents qui emportèrent ce malade, en ne faisant qu'une ablation partielle et en ne réunissant pas l'incision de la joue afin de compléter l'ablation dans des séances ultérieures. *La non réunion dans ces cas (qu'il rejette d'une manière générale) est un procédé qui peut donner d'excellents résultats* » (Polaillon).

C'est ce qui a été fait dans certains cas de polypes nasopharyngiens ou d'autres tumeurs des fosses nasales enlevés par la voie nasale. L'opération fut interrompue, le plus souvent, à cause de l'hémorrhagie; la cavité opératoire fut tamponnée et la réunion de la plaie provisoirement empêchée par des pansements divisifs. On put ainsi, quelques jours après, inspecter la cavité opératoire, constater l'ablation complète du néoplasme ou la compléter par une intervention supplémentaire et pratiquer la restauration de la plaie (1).

Au lieu de retarder seulement de quelques jours la restauration de la brèche créée par l'opération préliminaire, on peut dans certains cas la laisser ouverte pendant assez longtemps, pour détruire lentement la tumeur (polypes naso-pharyngiens) et pour surveiller la récidive et l'attaquer dès son apparition.

La destruction lente et la surveillance de la récidive donne les meilleurs résultats dans le traitement des polypes naso-pharyngiens.

D). L'histoire des diverses méthodes d'ablation des polypes naso-pharyngiens, de leurs indications et contre-indications, de leurs avantages et inconvénients est faite dans les classiques et dans diverses thèses (2), et en particulier dans les thèses des élèves de Nélaton et de M. Verneuil.

Notre but est de montrer seulement et en quelques mots, l'importance du principe de la surveillance de la récidive dans le traitement de ces tumeurs.

On sait que quand la cure d'un polype naso-pharyngien n'est pas possible par les voies naturelles, et c'est ce qui

(1) Obs. VI et VII de Kirmisson, *loc. cit.*, et Michaux. *Bull. de l'Acad. royale de méd. de Belgique*, 1883, t. XII, p. 341 et 351.

(2) Botrel. *Th. de Paris*, 1850.

Robin Massé. *Th. de Paris*, 1864. — Boeuf. *Th. de Paris*, 1857. — Bruslé. *Th. de Paris*, 1879.

Baudrimont. *Th. de Paris*, 1869. — Samondés. *Th. de Paris*, 1878. — Kirmisson. *Loc. cit.*

Dict. encycl. des Sc. méd., art. *Nez*, par Spillmann, etc.

arrive le plus souvent, on peut l'attaquer par des opérations préliminaires diverses et groupées sous les noms de :

a) *Voie palatine*, qui comprend l'incision médiane et antéropostérieure du voile du palais (Manne, d'Avignon, 1717), la boutonnière palatine de Dieffenbach et Maisonneuve, etc., l'incision du voile avec résection de la voûte palatine de Adelmann et Nélaton, etc.

b) *Voie faciale*. — Résections *totale* (Syme, Flaubert, Robert, Michaux, etc.), *partielle* (Michaux, Bérard, Huguier, Demarquay, etc.) ou *temporaire* (Huguier, Langenbeck, Jules Roux, etc.) du maxillaire supérieur.

c) *Voie nasale*. — Incision de la narine (Hippocrate, Garengeot, Dupuytren, etc.). Détachement des parties molles et osseuses du nez à sa racine et sur l'un de ses côtés pour le renverser sur le côté opposé comme un volet (Chassaignac). Renversement de l'auvent nasal en haut (Lawrence) en bas (ostéotomie verticale et bilatérale d'Ollier). Incision et renversement sur le côté (Denucé Legouest, etc.). Enfin incision médiane sur le dos du nez complétée de diverses façons suivant les cas (Verneuil, Roser de Margourg). De la méthode nasale on peut rapprocher la méthode orbitaire (Rampolla), qui est inusitée. Elle n'a donné que de mauvais résultats. (Palasciano, Rampolla, Valette de Lyon).

C'est au niveau de l'implantation des polypes nasopharyngiens, sur l'apophysaire basilaire dans la majorité des cas, que se font les récidives de ces tumeurs. Elles sont toujours à craindre, tant que le pédicule n'est pas complètement détruit. Aussi les chirurgiens se sont de tout temps préoccupés de ce point d'implantation et ont préconisé des moyens divers, cautérisations au fer rouge, caustiques, grattage, pour arriver à sa destruction complète.

« L'insuffisance de l'opération principale est due à l'extrême tendance à la récidive, lorsqu'une portion du pédicule a été involontairement ménagée. Cette notion, inconnue jusqu'aux temps les plus modernes est aujourd'hui acceptée par tout le monde » (Verneuil. *Gaz. hebdom.*, 1859).

Quelle que soit la voie préliminaire employée, les chirurgiens ne sont pas d'accord sur la manière de procéder pour se mettre à l'abri de la récidive. « Les uns veulent terminer l'opération du même coup (*cure extemporanée*) les autres multiplient les séances d'une manière indéfinie de façon que le traitement peut durer plus d'une année (*cure lente*) » (Verneuil).

Les premiers, après avoir arraché, excisé, détruit le polype par des moyens divers, cautérisent ou ruginent énergiquement le point d'implantation et referment la brèche ouverte par la voie préliminaire.

Les partisans de la cure lente, au contraire, après avoir enlevé le polype totalement ou partiellement, laissent la brèche ouverte pour surveiller le pédicule, le cautériser en cas de besoin et pour compléter la destruction de la tumeur dans des séances ultérieures. Dans quelques cas même on peut commencer dès le début, et sans chercher à enlever une partie plus ou moins grande dans la première séance, la destruction lente par les caustiques (Richard) et *consumer* ainsi le polype à la longue suivant l'expression de Nélaton. Enfin quand tout danger de récidive paraît écarté, on referme la voie ouverte par l'opération préliminaire.

Les partisans de la *cure extemporanée*, préoccupés surtout d'une ablation radicale, préfèrent généralement les opérations préliminaires par lesquelles on s'ouvre une voie large. Telles sont la voie faciale, les procédés de Chassaignac, Ollier, etc., de la méthode nasale. Dieffenbach (1) a fait la cure extemporanée par le procédé de Manne. Il faisait le staphylorrhaphie immédiatement ou le lendemain, sans se préoccuper de la récidive, dans la plupart des cas.

Les avantages de la *cure extemporanée* sont de terminer le traitement en une séance, et de ne pas laisser le malade exposé longtemps aux influences nosocomiales, à des nouveaux dangers à chaque nouvelle cautérisation ou aux accidents qui pourraient résulter de la présence longtemps prolongée d'un foyer de putréfaction à l'entrée des voies digestives et respiratoires. On a même soutenu (de Roubaix) que les cautérisations réitérées pourraient irriter le polype et provoquer la formation de nouvelles végétations. Enfin par cette méthode, on s'exposerait moins aux difformités et aux infirmités consécutives.

Mais la *cure extemporanée* expose à des hémorrhagies quelquefois très graves, et même mortelles qui surviennent pendant l'opération et dont M. Verneuil a tracé le tableau effrayant. Cet accident a plus d'une fois forcé les chirurgiens d'abandonner, pendant l'opération, la

____

(1) Verneuil. *Gaz. Hebdomadaire*, 1860, p. 38.

cure extemporanée projetée et de continuer la destruction du polype par la cure lente.

On n'est jamais sûr de détruire complètement en une
fois le pédicule de la tumeur, comme on veut le faire dans
la cure extemporanée par laquelle on s'expose ainsi aux
récidives ultérieures, on n'exerçant point une surveillance
efficace sur le point d'implantation.

Les récidives, après la cure extemporanée, ont été trop
souvent observées, et les opérateurs furent forcés de
recommencer plus d'une fois dans quelques cas des opérations laborieuses. Le traitement peut alors durer plus
longtemps que si on employait la cure lente. Un malade
de Michaux, de Louvain (*Gaz. des hôpitaux*, 2 juin 1864)
subit plusieurs résections partielles du maxillaire supérieur, avant l'ablation complète de l'os qui amena la guérison. Le traitement avait duré quatre ans et quelques-
unes des opérations avaient déterminé des hémorrhagies graves.

Dans d'autres cas, des chirurgiens ont été plus heureux après la cure en une séance.

Sur 12 malades opérés par M. Ollier d'après son procédé l'opération a dû être refaite 5 fois pour enlever le
polype récidivé. Partisan du reste de la cure extemporanée, il croit que la répétition de son opération a moins
d'inconvénients que l'emploi de la cure lente.

Il serait difficile d'établir, comme le fait remarquer
Spillman (*loc. cit.*), d'une manière précise et par des statistiques, la valeur, respective de la cure extemporanée et
de la cure lente au point de vue de la sécurité qu'elles
donnent contre la récidive.

Le plus souvent les malades opérés par l'une ou l'autre méthode n'ont pas été suivis assez longtemps pour qu'on puisse se prononcer sur leur guérison d'une manière définitive.

Mais de nombreuses observations de polypes traités par la cure lente signalent des guérisons se maintenant plusieurs mois et plusieurs années après l'opération (voir les thèses de Robin Massé et Baudrimont) comme d'autres montrent la fréquence de la récidive après la cure extemporanée. Si par cette dernière méthode on a obtenu également des succès définitifs nombreux, nous croyons néanmoins que les dangers moindres auxquels on s'expose par la cure lente, et la possibilité de la surveillance de la récidive, sont des considérations de la plus haute importance, surtout si on tient compte de cet autre élément sur la signification duquel Legouest, Velpeau, Gosselin, Verneuil ont justement insisté, nous voulons parler de l'influence de l'âge du malade.

Ces auteurs ont montré, en effet, que la *période de vitalité* (Velpeau) des polypes naso-pharyngiens est limitée. A un certain moment, aux approches de l'âge adulte, ces tumeurs présentent un temps d'arrêt dans leur marche. A l'âge de dix-huit ans, déjà, l'opération peut procurer une guérison définitive. Les chances de guérison ne font qu'augmenter avec l'âge comme le démontrent les observations consignées dans la thèse de Samondès. Aussi, en présence d'une de ces tumeurs, on ne saurait trop se munir de patience, employer d'abord les méthodes simples sans opérations préliminaires, et dans le cas où ces dernières seraient indiquées ne faire que les plus simples, détruire lentement la tumeur pour éviter certains accidents, et surveiller le pédicule jusqu'au moment où, grâce à l'influence de l'âge, on pourrait se croire à l'abri de la récidive.

La cure extemporanée peut présenter d'autres inconvénients. La résection du maxillaire supérieur, employée souvent, dans la cure extemporanée, tout en n'étant pas une opération très dangereuse d'après certaines statistiques, n'en constitue pas moins une opération grave, surtout si on la compare aux procédés des méthodes nasales et buccales. La forme extérieure n'est pas profondément atteinte, surtout si on fait la résection sous-périostée (Ollier); mais cette opération expose toujours à des conséquences ultérieures fâcheuses, des cicatrices, aux inconvénients qui résultent de la perte d'une partie de la voûte palatine, la paralysie faciale, les déviations du globe oculaire, etc. La brèche palatine produite par la résection du maxillaire, diminue tellement au bout d'un temps assez court, qu'il devient difficile de rien voir et d'attaquer une récidive si elle se présentait (Robin-Massé). Dans un cas cependant Nélaton a obtenu un succès en continuant, après la résection du maxillaire, la cure lente du polype par des cautérisations, à travers la brèche palatine (1).

Quoi qu'il en soit, la plupart des chirurgiens sont d'accord pour considérer la cure extemporanée avec résection du maxillaire supérieur comme un procédé exceptionnel applicable, par exemple, dans des cas où un polype volumineux, à prolongements multiples, chez un sujet très

(1) Robin-Massé *Loc. cit.*, p. 84.

jeune, déterminant des hémorrhagies abondantes, commande une intervention rapide à travers une voie large et une exérèse radicale. Aussi chez les enfants on pourra être forcé d'y avoir recours.

D'autres partisans *de la cure extemporanée* par la voie faciale, pour éviter les inconvénients signalés plus haut, de la résection totale du maxillaire supérieur, préconisèrent les résections partielles ou bien les résections temporaires de cet os (1) qui consistent à le mobiliser, le déplacer avec les parties molles et à le remettre à sa place après l'ablation du polype. Ces procédés, qui ont présenté des inconvénients et des difficultés opératoires sur lesquels je n'ai pas à insister, ne sont guère employés. Du reste ils ne permettent pas la surveillance ultérieure du pédicule. « Je suis loin d'accepter comme un fait démontré l'efficacité des résections temporaires dans le traitement des polypes naso-pharyngiens, etc. » (Verneuil. *Bull. de la Soc. de chir.*, 18 juin 1873).

Dans un cas M. Trélat, après l'ablation d'un polype naso-pharyngien par la résection temporaire de la paroi antérieure du sinus maxillaire (procédé de Boeckel), la tumeur ayant récidivé, a pu faire la cure lente et guérir le malade par des cautérisations successives pendant un an, faites avec le galvano-cautère, par les voies naturelles et à l'aide du spéculum nasi (2). Mais les voies naturelles seront insuffisantes dans la plupart des cas.

Quant à la cure extemporanée par les procédés de la méthode nasale, elle présente les inconvénients géné-

(1) GOGUEL. Th. de Paris, 1875.
(2) GOGUEL. *Loc. cit.*, p. 70.

M.   11

raux de cette manière de procéder et que nous avons signalés rapidement plus haut.

Les partisans de la *cure lente* emploient comme voies préliminaires la voie buccale (procédés de Manne, ou de Nélaton) et certains procédés de la méthode nasale (procédés de Verneuil, Denucé, Legouest).

C'est en se basant sur des considérations opératoires, (facilité d'atteindre le pédicule et d'extirper le polype, ou possibilité plus ou moins grande d'éviter ou de réprimer l'hémorrhagie pendant l'opération) ou bien, sur des considérations ayant trait aux inconvénients des difformités causées par l'une ou l'autre de ces deux méthodes, qu'on discute sur le point de savoir si c'est la voie buccale ou la voie nasale qui doit être employée de préférence dans la majorité des cas.

Toutes les deux permettent la surveillance, et les cautérisations réitérées du pédicule ; et la cure lente par les voies buccale et nasale a donné assez de succès thérapeutiques pour qu'elle soit justement préférée par un grand nombre de chirurgiens.

On reproche à la cure lente, par la voie buccale, les inconvénients qu'elle entraîne au point de vue de la déglutition et de la phonation. Ce reproche s'adresse au procédé de Nélaton. La simple incision du voile (Manne) est une opération très simple et très utile qui a donné de très bons succès (Verneuil, Trélat, Labbé, etc.), dans des cas de polypes bien limités, à pédicule peu étendu et inséré sur l'apophyse basilaire ; elle permet très bien, dans ces cas, la surveillance de la récidive. Enfin les deux parties du voile tendent souvent à se réunir spontanément, contrairement à ce qui arrive dans les divisions congénitales.

Dans les cas où on respecte le bord postérieur du voile, la cicatrisation spontanée peut se faire plus facilement et rendre inutile le staphylorrhaphie (Deux cas de M. Panas cités par M. Kirmisson, *loc. cit.*).

Du reste, on pourra remédier à la division du voile par la staphylorrhaphie, et si l'opération échoue et la difformité persiste, elle est peu de chose comparativement aux avantages de la méthode.

La fente palato-staphyline (Nélaton) a pu aussi se rétrécir quelquefois de façon à rendre l'autoplastie tardive plus facile (Botrel, *loc. cit.*); dans d'autres on s'est contenté de l'application d'un appareil prothétique. Si la restauration tardive de la voûte palatine réussissait le plus souvent, étant donné l'avantage que présente le procédé de Nélaton de ne pas laisser de difformité apparente, on ne pourrait guère lui reprocher que les difficultés opératoires pendant l'ablation du polype. Mais ce reproche perd en grande partie sa valeur dans les cas où on fait la destruction lente de la tumeur. Mais souvent la difformité a persisté, les restaurations ont échoué et le malade a gardé une véritable infirmité déterminant le nasonnement de la voix, ou des troubles de la mastication et de la déglutition, les aliments refluant par les fosses nasales.

Pour éviter ces inconvénients ultérieurs et pour des raisons opératoires, d'autres chirurgiens ont préconisé dans beaucoup de cas et pratiqué avec succès la cure lente par la voie nasale (1) (Verneuil, Demicé, Legouest).

(1) BAUDRIMONT, *loc. cit.*

Baudrimont a répondu aux objections qu'on pourrait faire à la cure lente par la voie nasale, au point de vue de la difformité ultérieure ou des inconvénients qui résultent de la présence d'une plaie sur le visage. Les bords de la brèche se cicatrisent, les lambeaux peuvent être maniés sans aucune douleur, et le malade peut vaquer à ses affaires tout en gardant ouverte la brèche nasale qu'on ne restaure que quand la récidive n'est plus à craindre (obs. XXXIX).

De plus, si cette restauration est soigneusement faite, il ne résulte qu'une cicatrice linéaire qui peut à la longue devenir peu apparente, comme dans l'observation de Denucé rapportée par Baudrimont (*loc. cit.*, p. 36).

Quant aux inconvénients qui résultent de la présence de tissus sphacélés à l'entrée des voies digestives et respiratoires, on peut les éviter, en partie, en faisant des lavages antiseptiques fréquents.

Quoi qu'il en soit de la préférence à donner, suivant les cas, à la méthode nasale ou à la méthode buccale, la cure lente, tout en exposant bien moins aux accidents graves qui peuvent être le fait de la cure extemporanée, a l'immense avantage de laisser une porte ouverte pour surveiller la récidive et de permettre de profiter plus efficacement de l'influence que l'âge exerce sur l'évolution de ces tumeurs.

E) Les temps d'arrêt que les polypes naso-pharyngiens peuvent présenter sous l'influence de l'âge, leur rétrocession même quelquefois observée, leurs récidives non indéfinies et se faisant au niveau de leur point d'implantation plus ou moins limité et qui peut être facilement surveillé, toutes ces raisons font que l'application dans le traitement de ces tumeurs, du principe de la cure en deux temps et de la surveillance de la récidive rend les plus grands services. A l'aide de cette méthode, on obtient tous les jours des succès thérapeutiques définitifs.

M. Verneuil, qui a tant insisté sur ce sujet, a cherché à généraliser ce principe et à montrer que la restauration tardive après l'ablation d'autres tumeurs, des épithéliomas superficiels et des épithéliomas des cavités faciales, par exemple, tumeurs si fréquentes dans cette région, peut, entre autres avantages, permettre une surveillance rigoureuse et des interventions complémentaires dans le but de détruire, aussitôt apparus, les bourgeons suspects qui pourraient faire craindre une répullulation du mal.

On pourrait ainsi, dans quelques cas, réprimer une récidive immédiate qui ne serait aperçue, si on avait fermé la plaie, que quand elle aurait acquis un développement plus ou moins marqué, nécessitant une nouvelle opération, ou un développement tel que toute intervention serait contre-indiquée.

De plus, dans les cas où il y a une perte de substance, en faisant une autoplastie immédiate, on s'expose à voir les lambeaux rapidement envahis par le tissu néoplasique et être amené à faire de nouveaux sacrifices, pour de nouvelles restaurations qui souvent deviendront de plus en plus difficiles.

En détruisant le néoplasme récidivé dès son apparition, on pourra quelquefois procurer au malade une survie plus longue.

La récidive des épithéliomas et surtout de quelques-uns d'entre eux, comme les épithéliomas du plancher buccal, est pour ainsi dire fatale, mais on pourrait précisément, dans quelques cas, espérer éloigner l'issue fatale en détruisant immédiatement les bourgeons suspects.

Il ne faut pas oublier non plus que certains épithéliomas superficiels, s'ils sont complètement détruits, peuvent ne récidiver qu'au bout de plusieurs mois ou de plusieurs années. Il y a donc tout intérêt à ne faire une restauration autoplastique des pertes de substance que leur ablation a déterminées que quand tout danger de récidive immédiate paraîtra écarté. La restauration tardivement faite dans ces cas pourra être plus durable et plus utile.

Enfin pour être très rares, exceptionnelles même, des guérisons définitives de certains épithéliomas paraissent avoir été observées, ou après des ablations précoces et complètes, ou bien après des ablations plusieurs fois répétées.

Sans doute, dans des cas semblables, on ne peut espérer, d'une manière générale, obtenir, par la cure en deux temps, des succès thérapeutiques analogues à ceux qu'on obtient dans le traitement des polypes naso-pharyngiens. Dans les cas dont nous parlons maintenant, la récidive survient toujours ou presque toujours. Quelquefois même, malgré la surveillance de la région opératoire, malgré les interventions complémentaires, le mal va plus vite que le chirurgien qui est débordé, pour ainsi dire, à la fin, et se voit forcé de cesser toute intervention. Mais si on arrive de cette façon à prolonger plus ou moins l'existence du malade, ce résultat n'est pas à dédaigner.

Le procédé de la cure en deux temps peut cependant donner de meilleurs résultats dans le traitement d'autres tumeurs qui présentent une tendance moins grande à récidiver que les épithéliomas.

Dans ces cas, comme on n'est jamais sûr d'avoir enlevé le mal, et qu'une récidive immédiate est possible, il est prudent de surveiller la région opératoire pendant quelque temps pour intervenir si cela devient nécessaire.

Dans l'observation suivante, dont nous donnons un résumé, un enchondrome myxomateux des fosses nasales a été surveillé pendant dix-huit mois à travers la brèche nasale laissée ouverte, des bourgeons suspects ont pu être excisés et examinés au microscope et la restauration n'a eu lieu que quand tout danger de récidive paraissait écarté.

OBSERVATION XXXIX (RÉSUMÉE). — *Enchondrome myxomateux des fosses nasales. — Cure en deux temps. — Guérison.* (Par VERNEUIL, in Baudrimont, *loc. cit.*, p. 44.)

Des... Jean, 11 ans. Début de la maladie en 1862 par du larmoiement et un gonflement du sac lacrymal. En 1863, on arracha des excroissances polypeuses des fosses nasales avec une pince à pansements.

En 1866, larmoiement considérable et déformation du côté gauche de la figure et de la voûte palatine. Gêne de la respiration par le nez.

Tumeur polypiforme remplissant entièrement la fosse nasale

gauche et considérée d'abord par le médecin traitant comme un polype naso-pharyngien.

En 1868, la tumeur ayant pris un développement considérable au point de faire issue par l'orifice externe des fosses nasales, il entra à l'hôpital Lariboisière, service de M. Verneuil, le 7 juin. Les déformations de la figure projetée en avant et en dehors et de la voûte palatine, ainsi que la gêne de la respiration, étaient encore plus marquées.

Pas d'hémorrhagies.

Opéré le 18 juin 1868 par M. Verneuil.

Incision longitudinale sur la ligne médiane du nez prolongée par une incision horizontale passant sous l'aile du nez. Section des os du nez. On enleva par cette voie une grande partie de la tumeur, gros comme le poing environ.

Pas de réunion de la plaie; *tout au contraire, M. Verneuil plaça de la charpie entre les bords de la plaie pour empêcher la cicatrisation et conserver une large ouverture qui permit de surveiller la récidive.*

30 juin. On aperçoit des bourgeons mous au niveau de l'implantation. Ils ne paraissent pas être une récidive.

Le malade fut envoyé dans son pays. Une partie de l'incision se cicatrisa spontanément; mais on put toujours explorer les fosses nasales. Au bout de 18 mois, le médecin traitant, à l'aspect de bourgeons suspects sur la base du crâne, craignant une récidive, renvoya le malade à l'hôpital Lariboisière. M. Nepveu, interne, fit l'examen microscopique, et constata qu'il ne s'agissait point de récidive. Ne craignant plus de récidive, M. Verneuil fit la restauration du nez en décembre 1869. L'opération, d'une grande simplicité, fut couronnée de succès.

L'observation suivante se rapporte à un cas de sarcome à myéloplaxes du maxillaire supérieur traité également par la cure en deux temps. On sait que, par des opérations larges, par la résection totale du maxillaire atteint, on peut quelquefois venir à bout de ces tumeurs et obtenir des succès thérapeutiques. Eugène Nélaton cite dans sa thèse plusieurs exemples. Dans quelques cas, l'excision de la tumeur et la cautérisation énergique après l'opération n'ayant pas suffi, la résection de l'os atteint amena la guérison.

Ici, une résection partielle a été suffisante, le malade fut surveillé et la restauration de l'incision génienne ne fut faite que 25 jours après l'opération. Le malade est parti guéri deux mois environ après l'opération, sans trace de récidive.

Observation XL (inédite). — *Sarcome à myéloplaxes du maxillaire supérieur droit. — Ablation. — Pas de réunion. — Restauration secondaire. — Guérison. —* (Communiquée par notre excellent ami Verchère, chef de clinique.)

Alb..., 47 ans, cultivateur, entré à la Pitié, salle Michon, n°7, en mars 1886. Bonne santé habituelle.

La tumeur occupe le sinus maxillaire, repousse la joue en avant et la voûte palatine en bas. Par le palper simultané de la voûte palatine et de la face antérieure du maxillaire supérieur, on sent de la fluctuation. La tumeur fait saillie dans la narine qui est étalée et déviée. Pas d'exophthalmie. Le nerf sous-orbitaire ne paraît pas fortement atteint; la sensibilité de la peau n'est pas modifiée.

M. Verneuil fait une ponction dans le sillon gingival. On n'obtient pas de liquide et on ne tombe pas dans une cavité.

L'opération est décidée et pratiquée par M. Verneuil quelques jours après l'entrée du malade. Chloroforme. On fait une incision qui commence un peu au-dessous de l'angle interne de l'œil droit, suit l'angle naso-jugal, contourne l'aile du nez pour suivre le sillon naso-génien et venir se terminer à une petite distance de la commissure labiale. Les artères sont liées à mesure avant l'incision des muqueuses, qu'on pratique en dernier lieu. On évite ainsi la pénétration du sang dans les cavités faciales. On dissèque le lambeau et on le rejette en dehors ; on reconnaît le rebord orbitaire et au-dessous de lui on attaque la paroi antérieur du sinus maxillaire qu'on ouvre largement. On fait le tamponnement postérieur des fosses nasales. On sectionne la branche montante du maxillaire et l'os malaire avec la pince de Liston. On saisit alors la tumeur entre sa partie supérieure et le plancher orbitaire, on la fait basculer en avant et, après avoir détruit ses dernières adhérences au niveau de la gencive, on l'enlève complètement. La fosse nasale correspondante est largement ouverte par la destruction de la paroi interne du sinus. On gratte fortement la muqueuse qui tapisse la cavité opératoire ; la voûte palatine paraissant saine n'est pas réséquée. Tampons iodoformés dans la cavité. La plaie est laissée en grande partie ouverte. On place seulement deux points de suture près de la commissure labiale à la partie inférieure de la plaie. Les liquides peuvent ainsi s'écouler facilement.

Ni fièvre, ni autres accidents les jours suivants. Le malade va très bien.

Le 29 mars. On rouvre la plaie pour inspecter le champ opératoire. On décolle facilement les deux lèvres de la partie inférieure de la plaie qui avait été réunie par des sutures, on rabat la lèvre externe de la plaie en dehors et on explore la cavité opératoire qui ne présente aucune trace de récidive. Avec la curette on gratte les lèvres de la plaie sur toute leur longueur et on les réunit.

Dans les premiers jours tout va bien. Mais le malade est très indocile, il défait souvent son pansement. Le 5 avril, la température monte à 40°, et il se déclare un érysipèle de la face dont on vient à bout en quatre jours par les pulvérisations phéniquées et le sulfate de quinine.

Au bout de quelques jours, le malade paraissant complètement guéri, il est envoyé dans son pays, deux mois environ après l'opération.

Voici enfin les observations de deux malades, présentées par M. Verneuil à la Société de chirurgie, dans la séance du 28 juillet 1886 (1), atteintes d'épithéliomas des fosses nasales et chez lesquelles la cure en deux temps a donné les meilleurs résultats.

OBSERVATION XLI. — *Epithélioma du sinus maxillaire propagé à la pituitaire. — Ablation au thermo-cautère. — Ouverture permanente du foyer pathologique qui permet des interventions complémentaires pou détruire la récidive. — Restauration tardive de la brèche créée par l'opération préliminaire. — (VERNEUIL. Bull. de la Soc. de chir., octobre 1886, p. 661.)*

Marie L...., 59 ans, de petite taille et de chétive constitution, prétend s'être toujours très bien portée jusqu'en 1884, où elle

____

(1) Nous donnons les observations de ces malades, que nous avons pu suivre dans le service de M. Verneuil, d'après les Bull. de la Soc. de chir. (octobre 1886, p. 658), où elles ont été publiées in extenso et d'après les notes personnelles ou celles qu'a bien voulu nous confier le Dr P. Verchère.

fut prise d'un érysipèle de la face ; elle s'aperçut aussitôt après, (dix-neuf mois environ avant son entrée à l'hôpital) d'un gonflement de la joue gauche et de la partie voisine du nez, gonflement qui a progressé sans cesse et pour lequel elle entre à la Pitié le 17 mars 1886.

Une tumeur du volume d'un œuf de poule, paraissant avoir son siège dans le sinus maxillaire, occupe la joue gauche, obture la narine et soulève fortement la peau qu'elle distend sans y adhérer toutefois.

La voûte palatine, la paroi intérieure de l'orbite ne sont point déformées. Les ganglions sous-maxillaires et cervicaux ne sont point engorgés. Les douleurs qui avaient longtemps fait défaut sont devenues assez vives depuis quelques semaines pour que la malade désire vivement être débarrassée de son mal, mais la débilité est si grande et l'apparence si cachectique qu'on hésite fort à intervenir, d'autant plus qu'il y a oligurie manifeste et présence d'une proportion notable d'albumine.

Cependant le régime lacté ayant remis les voies urinaires en état et la malade réclamant avec instance un soulagement, on l'opère le 31 mars. Une incision partant du grand angle de l'œil suit les sillons naso-génal et naso-labial jusqu'à la hauteur de la commissure labiale, d'ailleurs sans pénétrer dans la bouche ; de là elle remonte jusqu'à l'os malade, circonscrivant ainsi un grand lambeau à base supérieure, à bord convexe, qu'on dissèque de bas en haut et qu'on retire sur l'œil et le front. Ce premier acte est fait au bistouri, mais comme on lie soigneusement les artères à mesure qu'elles sont ouvertes, la perte de sang est tout à fait insignifiante.

La tumeur est ainsi mise à nu ; elle a détruit presque en entier la paroi antérieure du sinus maxillaire dont le reste est réséqué, ainsi que le rebord inférieur de l'orbite.

On attaque ensuite la masse néoplasique avec le thermo-cautère.

La partie superficielle enlevée, sans perte de sang, on attaque les parties profondes de la tumeur et, parvenus jusqu'aux parois postérieures et inférieures de sinus qui sont saisies, on constate que l'épithélioma occupait surtout les parois antérieures et externes et qu'il a débuté peut-être au niveau de la racine de la deuxième molaire, qui faisait saillie dans le sinus et qui était profondément altérée. Quant à la paroi externe de la fosse nasale, elle était presque entièrement détruite, aussi les masses épithéliales s'étaient facilement propagées de ce côté.

Après les avoir énucléées, on plaça d'avant en arrière un tampon dans l'orifice postérieur de la fosse nasale, et on procéda à un curage définitif de la large cavité naso-maxillaire créée par l'ablation de la tumeur.

La perte de sang fut insignifiante après une opération qui est comptée à bon droit parmi les plus sanglantes.

L'état de débilité extrême de la surface et la complication rénale imposaient formellement l'économie du sang.

Après l'extirpation complète de la tumeur il reste une cavité limitée en bas, en arrière et en dehors par les parois correspondantes du sinus maxillaire, en dedans par la cloison. Elle communique en arrière avec le pharynx par l'orifice postérieur des fosses nasales et largement ouverte en avant, elle aurait pu être fermée par le lambeau qui forme une sorte d'opercule au devant de la cavité. Mais on ne fait aucune réunion. Tampon iodoformé dans la cavité opératoire. Pansement antiseptique.

Les suites de cette opération furent très simples. Les douleurs furent très minimes. L'écoulement sanguin consécutif absolument nul. L'élévation de température n'eut lieu que le soir du deuxième jour et du sixième jour, pour atteindre alors 38°,2 et 38°,8. A partir du neuvième jour, le thermomètre oscilla entre 37° et 37°,8.

Le lambeau étant laissé flottant à chaque pansement, on peut le soulever et explorer la cavité opératoire. On le maintient élevé à l'aide d'un tampon iodoformé ou d'ouate hydrophile qui empêche sa réunion et permet aux pulvérisations phéniquées, pratiquées matin et soir, de pénétrer dans toutes les anfractuosités de l'excavation.

Pansement antiseptique.

L'albumine après être diminuée a fini par disparaître le 4 avril. A aucun moment il n'y eut de complication sérieuse du côté de l'état général.

Vers la fin d'avril, alors que les complications locales semblaient le plus à craindre, la malade fut prise d'une anorexie et d'un tel dégoût des aliments, qu'elle refusa absolument toute nourriture. Aussi la faiblesse devint extrême et le thermomètre descendit à 36° et quelques dixièmes.

La malade consentit enfin à manger quand on la menaça de faire usage de la sonde œsophagienne. Au bout d'une semaine, l'appétit était revenu et les fonctions digestives rétablies. Quinze jours plus tard, Marie L. se levait tout le jour et rendait même des petits services dans la salle. A plusieurs reprises le lambeau est soulevé et permet d'explorer la cavité naso-maxillaire.

29 avril. M. Kirmisson, remplaçant M. Verneuil, cautérise deux bourgeons suspects au fond de la cavité opératoire.

26 mai. L'état général est très amélioré. Le moral est excellent. On détruit encore avec le thermo-cautère des bourgeons suspects.

A partir de cette époque, la malade s'améliore de plus en plus. Elle reprend ses forces, son courage et une mine très satisfaisante.

Les douleurs sont nulles. Le petit pansement dissimule aisément la difformité qui résulte de la non réunion du lambeau.

23 juin. Etat général très satisfaisant. On met toujours un petit tampon iodoformé sous le lambeau. Pansement boriqué très léger. On touche de temps en temps avec une baguette de bois et un pinceau trempé dans l'acide chromique les bourgeons qui paraissent suspects.

18 juillet. Chloroformisation. Cautérisation énergique au thermo-cautère des parties suspectes de la cavité opératoire.

Le 30. Nouvelle cautérisation au thermo-cautère d'une couche de bourgeons épithéliaux.

Octobre. La cavité opératoire est bien nettoyée actuellement.

Les parois sont lisses, rosées, régulières et no présentent aucune trace de récidive.

Le lambeau s'est peu à peu rétracté, épaissi, de sorte que depuis quelque temps déjà il reste sur la joue une brèche ayant la forme de l'incision et large de 1 centim., environ à sa partie interne.

M. Verneuil pratique la restauration secondaire le 8 octobre 1886.

La malade est chloroformée et la cavité opératoire tamponnée pour empêcher le sang de couler dans le pharynx.

Par la dissection et les incisions pratiquées sur sa face profonde on déroule et on étale le lambeau.

Les bords de la brèche sont avivés et à l'aide d'une douzaine de sutures métalliques le lambeau est fixé à sa place. Un petit drain est introduit jusque dans la cavité par un petit orifice du cul-de-sac gingivo-labial qui avait été intéressé lors de la première opération.

Pulvérisations phéniquées sur le champ opératoire le lendemain et le surlendemain de l'opération.

Pansement avec de la vaseline boriquée et du coton hydrophile.

Le 12. On retire les fils. La réunion est en très bonne voie.

Pas de fièvre, pas d'accidents post-opératoires.

Le 21. La malade retourne chez elle.

La réunion est parfaite sauf un point où il reste un petit orifice ; on espère qu'il se fermera tout seul.

La ligne de réunion est cachée dans un sillon profond qui parcourt la joue.

En somme, la malade paraît complètement guérie et promet de revenir au moindre soupçon de récidive.

Cette malade est partie en très bon état. Depuis près de trois mois elle n'avait subi aucune cautérisation.

Depuis longtemps son état moral était très satisfaisant.

En détruisant de temps en temps les bourgeons qui paraissaient suspects, on a pu ainsi lui procurer une survie très supportable. Quant à son état ultérieur, nous n'avons pas pu obtenir de renseignements précis.

Les récidives chez elle, comme chez la malade qui fait le sujet de l'observation suivante, se faisaient avec une grande facilité et marchaient très rapidement.

Toutes les deux seraient devenues très rapidement inopérables, si on n'avait pu saisir les récidives dès le début, grâce à la brèche génienne.

La résection du maxillaire supérieur, chez une malade aussi débilitée, dans le but de faire une ablation plus radicale, eût été une opération grave et il n'est nullement prouvé que, même par ce moyen, on serait arrivé à une cure radicale, étant données la diffusion et la malignité de ces épithéliomas des fosses nasales qui tendent toujours à envahir toutes les cavités anfractueuses de cette région de la face.

C'est ce que démontre aussi l'observation suivante.

Plus d'une fois la récidive a été réprimée par des cautérisations. La nature du mal était telle que certainement la récidive abandonnée à elle-même eût fait des ravages plus rapides et aurait vite amené la terminaison fatale.

Il serait injuste, dit M. Verneuil, en parlant de cette malade, de nier le service que je lui ai rendu, car depuis deux ans je tiens en échec une affection qui marchait vite et, au début, récidivait avec une extrême facilité.

Sans doute, chez cette malade comme chez la suivante, le traitement a duré longtemps; sans doute si on avait réuni immédiatement, les cicatrices auraient été moins difformes, mais le néoplasme récidivé n'aurait pu être détruit si facilement, dès son apparition, et les deux malades n'auraient pas profité des avantages signalés plus haut.

Quant à la longueur du traitement, le malade le supportera mieux si on prend soin de lui expliquer combien il est important pour lui de s'armer de patience. On doit toujours le prévenir que l'opération doit être faite en deux ou en plusieurs fois.

OBSERVATION XLII. — *Papillome de la fosse nasale droite. — Ouverture de la cavité, puis résection de la paroi antérieure du sinus-maxillaire. — La plaie est laissée béante. Récidives et opérations multiples. — Restauration tardive. — Résultats incomplets.* — (VERNEUIL. *Bull. de la Soc. de chir.*, octobre 1886, p. 658.)

Émilie C..., 42 ans, journalière, habitant la province, entre à la Pitié le 30 mai 1884. Service de M. Verneuil.

Père rhumatisant. A part quelques douleurs rhumatismales, elle a toujours joui d'une bonne santé.

Sa maladie actuelle a débuté il y a 2 ans par de l'enchifrènement et de l'embarras de la respiration par la narine droite. Ces accidents devenant de plus en plus pénibles, elle consulte (6 mois après le début) le D‹ X... qui, apercevant au fond de la narine droite des excroissances charnues et croyant à l'existence de polypes, arracha à plusieurs reprises de petits fragments avec des pinces.

La malade n'avait ressenti jusqu'alors aucune douleur.

Le mal s'aggravant de plus en plus, quelques élancements douloureux et du gonflement étant survenus, la malade entre à la Pitié.

A ce moment on constate une légère déformation du côté droit de la face. L'aile du nez est légèrement soulevée, le côté droit de la saillie nasale et la partie voisine de la joue sont un peu bombées. La peau ne présente aucune altération.

La respiration par le nez est presque impossible quand on ferme la narine du côté opposé.

On aperçoit au fond de la narine une petite saillie irrégulière, fongueuse, blafarde, qui paraît se continuer profondément. On enlève quelques fragments. M. Nepveu les examine au microscope et reconnaît leur nature papillaire.

Les papilles isolées et réunies les unes aux autres par de fins pédicules, simulent une grappe à grains quasi-microscopiques. La fosse nasale est complètement obturée. Rien toutefois, ne proémine dans le pharynx, mais le canal nasal est bouché inférieurement. Douleurs presque nulles. Point d'adénopathie.

Opération le 7 juin. Le malade étant chloroformé, après avoir pratiqué le tamponnement postérieur de la fosse nasale droite, on ouvre cette cavité par une incision commençant au-dessous du sac lacrymal, suivant le sillon naso-génal, contournant l'aile du nez et se terminant à la commissure postérieur de la narine.

L'hémostase obtenue, l'aile du nez détachée de la joue est réclinée vers la ligne médiane ; cela donne accès direct dans la fosse nasale et met à nu les végétations qui l'obstruent. On enlève avec les pinces et la curette une quantité considérable de ces végétations, non seulement de la fosse nasale, mais encore du sinus maxillaire qui en est rempli. On ne s'arrête qu'après avoir observé la muqueuse dans tous les points où elle paraît suspecte. Au reste on ne réunit pas la plaie. Comme l'aile du nez se réapplique d'elle-même en son lieu et place, on l'isole par une petite compresse pour empêcher son adhésion. On tamponne mollement la cavité nasale avec de la gaze phéniquée et on applique à l'extérieur des compresses fraîches ; le lendemain on supprime le tamponnement.

Lavages antiseptiques boriqués.

Le troisième jour, on nettoie soigneusement les fosses nasales de quelques végétations qui semblaient avoir échappé l'avant-veille. Suites de l'opération des plus simples.

Les jours suivants, on ne trouve plus rien de suspect, mais on ne veut pas encore fermer la plaie. Toutefois, pour empêcher la rétraction et le déplacement en haut de l'aile du nez, on place deux points de suture qui unissent cette aile à la lèvre supérieure, tout proche de la commissure de la narine et on laisse béante toute la partie de l'incision qui répond au sillon naso-génal. Toutes ces opérations, grâce aux précautions antiseptiques, furent absolument bénignes ; comme l'opérée avait hâte de rentrer chez elle, on finit de recoudre l'aile du nez, à la fin de juillet, après avoir inspecté la région opératoire.

Dans le mois de septembre, la cavité nasale était obstruée comme devant. Émilie C... rentra à la Pitié le 13 octobre et, comme la récidive était manifeste, elle fut opérée largement, cette fois, le 14 octobre.

Le tamponnement postérieur pratiqué, une grande incision courbe à convexité inférieure, comprenant l'ancienne cicatrice, longeant le sillon géno-labial jusqu'au niveau de la commissure labiale, puis remontant de là jusqu'à l'os maxillaire, délimite un grand lambeau à base supérieure, qui est disséqué de bas en haut et relevé sur l'œil et le sourcil. Toute la face antéro-externe du sinus maxillaire mise à nu est réséquée, ainsi que la branche montante, le rebord inférieur de l'orbite avec ce qui reste de la paroi externe de la fosse nasale. On ne conserve que la voûte palatine et les deux tiers postérieurs du plancher de l'orbite, et on arrive en arrière jusqu'à l'apophyse ptérygoïde, en haut jusqu'à la base du crâne, c'est-à-dire aux cellules ethmoïdales et aux sinus du sphénoïde.

Malgré cette extirpation radicale du néoplasme, on laisse le lambeau soulevé, et la cavité maxillo-nasale largement ouverte en avant. On la remplit de boulettes de gaze phéniquée et on panse à l'extérieur avec des compresses humides antiseptiques, interposant toujours une petite compresse de tarlatane pour empêcher la réunion du lambeau. Lavages boriqués. Les suites furent aussi simples que la première fois. Fièvre insignifiante, douleurs très passagères.

La bouche n'ayant pas été ouverte, ni le voile du palais détaché, la déglutition et par suite l'alimentation ne furent nullement entravées. Huit jours après, l'opérée se promenait dans la salle; de temps en temps on soulevait les lambeaux pour explorer la cavité opératoire.

On peut ainsi cautériser de temps en temps, avec l'acide chromique, les bourgeons suspects.

15 novembre. Un fragment suspect est enlevé et examiné au microscope.

Décembre. Destruction de quelques bourgeons exubérants avec le thermo-cautère. L'état général, l'état moral sont satisfaisants.

Dans la suite, on continue les cautérisations avec l'acide chromique une fois par semaine environ.

En janvier. Lorsque tout semblait aller au mieux, on constate à la partie supérieure et postérieure de la fosse nasale, tout proche de la base du crâne, une saillie noirâtre, du volume d'un petit grain de raisin, animée des battements réguliers isochrones à la systole cardiaque, et d'une expansion manifeste. Craignant d'avoir affaire à quelque vaisseau dont l'ouverture eût été dangereuse, on cesse les attouchements avec l'acide chromique.

En février 1885. La petite tumeur vasculaire semble diminuer; le reste de la cavité opératoire paraît libre de toute végétation. La restauration de la brèche faciale est faite le 13 février.

Le lambeau est étalé à l'aide d'incisions faites sur sa face profonde et, après avivement, réuni à la joue, à la lèvre supérieure et à l'aile du nez par une douzaine de sutures. On laisse cependant la narine assez largement ouverte, afin qu'on puisse surveiller par cette voie l'intérieur de la cavité naso-maxillaire.

La malade, paraissant guérie, retourne dans son pays le 4 mars.

Elle ne fut nullement inquiétée pendant cinq mois. Mais en juillet les saignements de nez revinrent ; en novembre, difficulté de la respiration et déformation du nez.

Les douleurs étant presque nulles, la malade ne voulut point revenir à Paris. Pendant l'hiver et le printemps suivant, son mal s'aggrava, le gonflement s'accentua, les hémorrhagies s'accrurent.

Le 18 juin 1886, elle rentre à la Pitié.

On constate la reproduction et les progrès considérables de la tumeur et, chose plus grave, à l'angle interne de l'œil, saillie indolente arrondie de 15 millim. de diamètre, bleuâtre, sillonnée de vésicules variqueuses et animée de battements et d'expansion et due très probablement à l'accroissement de la tumeur pulsatile constatée auparavant. Cette tumeur vasculaire paraissant être en communication avec la cavité crânienne était une contre-indication formelle à toute nouvelle tentative opératoire, malgré l'état général excellent et l'absence de tout engorgement ganglionnaire qui permettaient d'espérer une guérison radicale. On prescrit des cautérisations palliatives à l'acide chromique et on renvoie la malade chez elle.

Plusieurs fois les chirurgiens ont traité, d'après les mêmes principes, des productions néoplasiques diverses des fosses nasales. Ils n'ont restauré les brèches ouvertes par les opérations préliminaires qu'après s'être assurés que la récidive n'était plus à craindre.

M. Kirmisson (*loc. cit.*, p. 77) cite M. Panas comme ayant eu recours avec avantage au débridement de l'aile du nez chez un homme de 50 ans qui portait dans la narine gauche une tumeur épithéliale. La suture ne fut faite que plus tard afin de pouvoir surveiller la récidive.

Denonvilliers (1) après une ablation d'un cancroïde

(1) *Bull. de la Soc. de chir.*, 14 mars 1855, t. V, p. 301.

récidivé sortant par la narine et ayant sa tige dans le nez, annonça qu'après la nouvelle opération il attendrait pendant quelque temps, et ne ferait l'autoplastie que lorsque tout danger de récidive aurait disparu.

Nous pouvons également citer des exemples de l'application du procédé, dans d'autres régions; dans les épithéliomas buccaux par exemple.

Dans le fait suivant l'intervention complémentaire a été d'une grande utilité.

OBSERVATION XLIII. — (VISSAGUET. *Th. de Paris*, 1877, p. 66).

Lebl..., 39 ans, opéré par M. Verneuil le 28 février 1877 pour un épithélioma de la muqueuse de la joue droite et s'étendant de la commissure labiale au pilier du voile du palais. La gencive et la goutière gingivo-génale étaient intéressées. Pas d'adénopathie.

Incision concave en haut s'étendant de la commissure labiale à quelques centimètres du lobule de l'oreille. Puis la joue est en quelque sorte dédoublée et les parties envahies sont enlevées à l'aide du thermo-cautère. On laisse le lambeau flottant pour surveiller la récidive et on se contente de placer deux points de suture au niveau de la commissure.

14 mars. Point suspect près du voile du palais. On fait sauter le point de suture labial, on écarte le lambeau et on cautérise énergiquement, après quoi on rétablit la commissure.

Le 28. Pas de récidive. Réunion de la plaie. Le malade sort guéri.

L'observation suivante a trait à un épithélioma du plancher buccal. Plusieurs opérations complémentaires ont été faite pour réprimer la récidive toujours renaissante, si fréquente et si rapide dans cette région. Aussi ce succès opératoire a été de courte durée.

OBSERVATION XLIV (RÉSUMÉE). — *Epithélioma du plancher buccal chez un alcoolique. — Urines rosacées. — Deux opérations suivies de gangrène et d'hémorrhagies secondaires. — Restauration immédiate après la première opération. — Récidive. — Nouvelle ablation en laissant la plaie ouverte et suivie d'autres interventions qui ne parviennent pas à empêcher la récidive. —* (Par VERNEUIL. *Congrès Français de chirurgie*, 1re session, p. 120, Paris 1885, et A. BROCA, interne des hôpitaux, in *Bull. de la Soc. anatomique*, 1885, t. X, p. 86.)

L...., 46 ans, ancien militaire, constitution robuste, arthritique, alcoolique, est atteint, depuis le mois de mars 1884, d'une affection épithéliale du plancher buccal.

M. Kirmisson l'opéra en septembre et fit par la voie sus-hyoïdienne l'ablation d'un petit épithélioma situé à droite du frein de la langue et paraissant envahir la glande sublinguale qui fut également enlevée.

Réunion de la plaie avec drainage.

Le 18. La réunion paraît complète, les points de suture sont enlevés.

Le 20. Désunion de la partie postérieure de la plaie. Issue, pendant le lavage, de lambeaux sphacélés et de détritus alimentaires.

A partir du 23, hémorrhagies répétées par la plaie.

Le 7 octobre. Extirpation au thermo-cautère d'un bourgeon suspect sur le plancher buccal.

Les hémorrhagies étant attribuées à la septicité, M. Kirmisson ouvrit largement la plaie et fit des lavages phéniqués abondants. Le malade racontant avoir séjourné sept ans en Afrique, on administra le sulfate de quinine.

Le malade sortit guéri au commencement du mois de décembre.

En 1885, il entra à l'hôpital en pleine récidive. Le tissu morbide adhérant au périoste de la mâchoire, M. Verneuil fit, le 12 janvier 1885, une opération plus radicale.

Incision Maunoury-Verneuil.

Résection d'une partie de la branche horizontale du maxillaire.

Ablation au thermo-cautère de la masse épithéliale récidivée au niveau du plancher de la bouche et de la face inférieure de la langue.

La plaie, lavée à l'eau phéniquée forte et mollement remplie d'ouate imbibée du même liquide, fut laissée sans réunion à dessein, afin qu'on pût surveiller la récidive. Les bords de la plaie se rapprochèrent aisément par suite de la résection du maxillaire.

Une compresse de mousseline pliée en cravate fut passée sous le menton.

Les deux premiers jours pas d'accidents. T. m. 37° ; soir 38°,2.

Le 16 dans la nuit, le 17 au soir et le 18 au matin et au soir, des hémorrhagies répétées, sérieuses, se déclarèrent.

On parvint à les arrêter en plaçant des pinces hémostatiques après avoir écarté les lèvres de la plaie pour la laver à l'eau phéniquée ou chloralée et la débarrasser des caillots sanguins.

Le thermomètre oscilla pendant ces accidents entre 37°,2 et 38°,6. L'état général restait bon.

Pansement phéniqué et pulvérisations phéniquées sur la plaie.

Étant donné l'état de propreté de la bouche et l'insuccès du sulfate de quinine, M. Verneuil se refusait d'attribuer les hémorrhagies à la septicémie et au paludisme. On ne pouvait non plus les attribuer aux mouvements de déglutition, le malade ayant enfin consenti à user de la sonde œsophagienne qu'il avait refusée les premiers jours. Il crut plutôt devoir les attribuer à la présence d'un dépôt abondant d'acide rosacique dans les urines en rapport avec une lésion hépatique.

Médication alcaline et extrait de noix vomique. A partir de ce jour, les hémorrhagies cessèrent et les urines ne présentèrent plus de dépôt rosacique.

Le traitement fut continué assez longtemps ; la cicatrisation marchait fort rapidement et tout serait terminé depuis deux ou trois mois, si, en raison de l'extrême tendance à la récidive des épithéliomas du plancher buccal, je n'avais pas dû, le 13 février, le 27 mars, et tout récemment encore, le 20 avril, poursuivre par des opérations partielles la récidive opiniâtre du mal.

Les hémorrhagies ne reparurent pas, pas plus que l'acide rosacique dans les urines. La chloroformisation fut plus facile dans ces nouvelles tentatives.

6 février. Amélioration depuis quelques jours. On retire une petite esquille du maxillaire. Un bourgeon suspect, à la région sushyoïdienne, est enlevé. L'examen micrographique pratiqué par M. Nepveu démontre qu'il y a bien là une dégénérescence épithéliale.

Dans l'intervention du 13 février on enlève encore une petite partie du maxillaire.

Dans celle du 27 mars, par une incision horizontale dans la région sushyoïdienne gauche on enlève les glandes et les ganglions sous-maxillaires engorgés depuis le 21 février. Les ganglions présentaient quelques points de dégénérescence épithéliale. On arrache aussi les dents de la moitié gauche du maxillaire qui, reportées en dedans, venaient offenser la voûte palatine.

Le malade, en voie de guérison, quitta l'hôpital. En mai, il était en pleine récidive.

Dans d'autre cas enfin, comme nous l'avons déjà indiqué, la récidive des épithéliomas ne peut malheureusement être efficacement combattue. La marche du mal est si rapide, que les interventions complémentaires ne peuvent en venir à bout. On se voit alors forcé d'abandonner toute idée de restauration secondaire.

CONCLUSIONS

Dans tout ce que nous avons dit, sur la cure en deux temps de certaines tumeurs de la face, nous n'avons eu nullement l'intention de faire le procès de l'autoplastie, ni surtout celui de la réunion immédiate qui, grâce à une application rationnelle et opportune des procédés de la méthode antiseptique, rend de nos jours les plus grands services.

Il ressort cependant des faits que nous avons rapportés que, dans beaucoup de cas, après l'ablation de certaines tumeurs de la face, il y a des avantages réels à remettre à une date plus ou moins éloignée la restauration (*auto-plastie* ou *réunion*) des plaies opératoires qui en résultent et à faire ainsi le traitement en deux temps.

Dans un premier temps, on fait tous les sacrifices nécessaires pour enlever radicalement le néoplasme et on ne fait point d'économie dangereuse dans le but de rendre possible ou plus facile une restauration immédiate de la plaie ; celle-ci est au contraire laissée béante ; la cicatrisation est surveillée attentivement, et quand tout danger de récidive paraît écarté, on ferme la plaie à l'aide d'une *anaplastie tardive* rendue plus facile.

Mais cette manière de faire ne doit pas invariablement être appliquée à tous les cas.

a. — Après l'ablation d'une tumeur bénigne, d'une tumeur non sujette à récidive, la restauration immédiate de la plaie par la réunion ou même à l'aide de certaines manœuvres autoplastiques de peu d'importance, si elles étaient nécessaires, doit être faite pour guérir vite le malade et éviter quelquefois certaines difformités.

b. — La même manière de procéder doit être appliquée au traitement de tumeurs récidivantes superficielles (épithéliomas), quand elles sont peu étendues et que la restauration de la perte de substance, qui résulte de leur ablation radicale, peut être facilement comblée par le rapprochement simple et la réunion des bords de la plaie, ou même à l'aide d'un décollement périphérique insignifiant, incapable d'aggraver le traumatisme ou d'exposer aux accidents immédiats ou ultérieurs, qui peuvent compliquer les autoplasties à lambeaux, plus ou moins étendus.

D'un autre côté, étant donnée la situation superficielle du mal, la surveillance de la récidive ne sera pas entravée par la restauration immédiate de la plaie. Dans quelques-uns de ces derniers cas, la restauration immédiate facile est très utile pour prévenir une difformité presque certaine. Dans d'autres, la cicatrisation spontanée peut réparer très simplement la perte de substance ; mais la longueur du traitement n'est pas compensée par d'autres avantages, comme dans les cas suivants.

c. — Si, après l'ablation d'une tumeur maligne, d'une tumeur récidivante, il reste une perte de substance d'une certaine étendue et dont l'autoplastie immédiate demanderait des dissections et apports de lambeaux, des incisions libératrices, etc., il y a tout avantage à attendre et à confier à la nature les soins d'une première restauration, tout en surveillant ses efforts et l'aidant même quelquefois par des moyens inoffensifs.

En agissant ainsi on évite les délabrements nécessités par les restaurations autoplastiques, on n'aggrave point le traumatisme et on ne s'expose pas aux accidents immédiats ou consécutifs de ces opérations.

La perte de substance peut se réparer complètement par les seules forces de la nature ; sinon, elle diminue considérablement d'étendue et la restauration tardive devient une opération très simple et très bénigne. Si la plaie intéresse une cavité muqueuse, sa béance pendant le traitement rendra plus facile l'antisepsie de la cavité opératoire et mettra à l'abri des accidents.

On pourra enfin, surveillant la cicatrisation, attaquer immédiatement la récidive si elle se présente et obtenir ainsi un meilleur succès thérapeutique.

Dans des cas, au contraire, où l'on fait la restauration immédiate, le néoplasme récidivé peut faire des progrès très rapides de façon à exiger des opérations plus graves et les lambeaux autoplastiques pouvant être rapidement envahis, les restaurations ultérieures sont rendues encore plus difficiles.

d. — C'est enfin pour ces dernières raisons (surveillance de la récidive et antisepsie plus facile de la cavité opératoire), qu'il est utile de laisser béantes ou de ne réunir que partiellement, suivant les cas, les plaies, sans perte de substance notable, qui résultent des opérations préliminaires faites dans le but de rendre possible l'exérèse de certains néoplasmes siégeant dans les cavités de la face.

La septicité de la plaie, cause de tant d'accidents, pourra ainsi être plus facilement évitée et la destruction de la tumeur récidivée, dès son apparition, donnera des succès thérapeutiques, définitifs dans certains cas, relatifs dans d'autres en procurant au malade une survie plus ou moins longue.

Les inconvénients résultant, dans beaucoup de cas, de la longueur du traitement ou de la persistance de cicatrices plus marquées, que si on faisait des restaurations immédiates, sont compensés par des succès thérapeutiques meilleurs et obtenus à moins de frais.

TABLE DES MATIÈRES

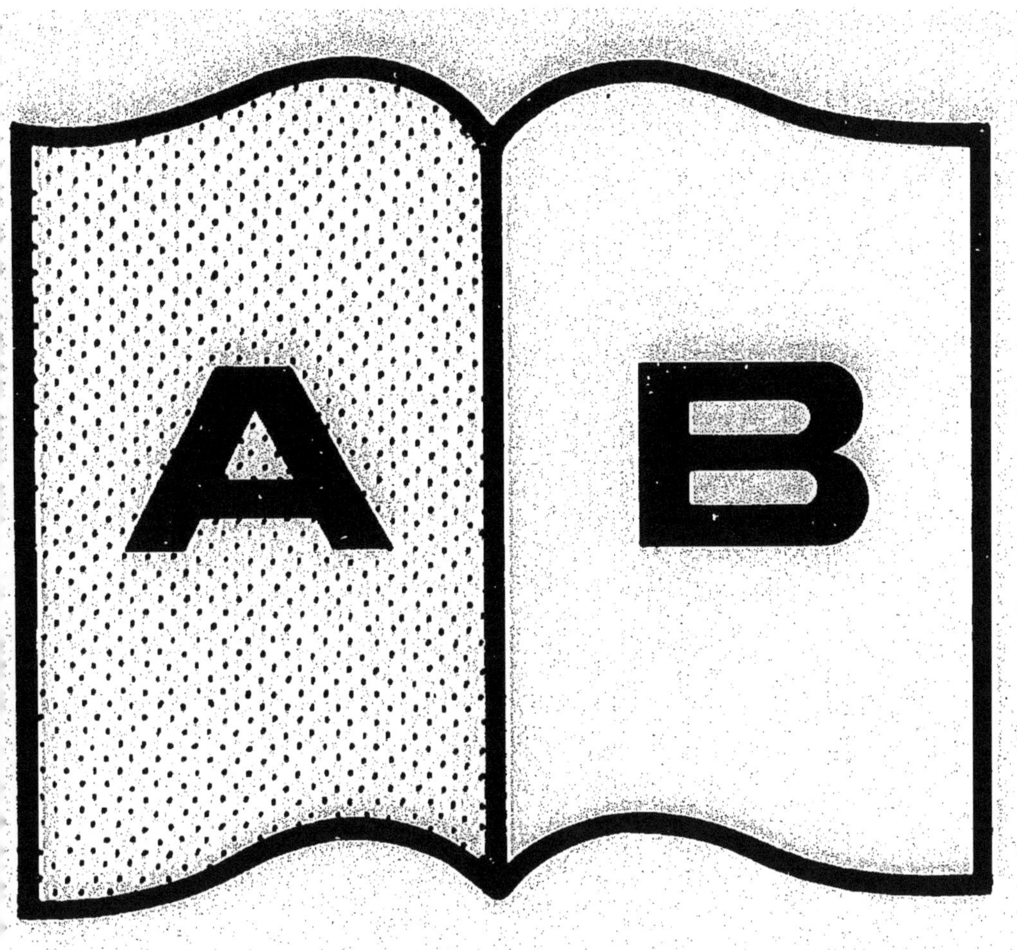

Contraste insuffisant

NF Z 43-120-14

9 782013 582049